Cahiers Spiritual'été

La lithothérapie

AMANDINE FORESTIER

W0279685

ALLIANCE MAGIQUE ÉDITIONS

Éditions Alliance Magique

10, rue de Vidailhan
31130 Balma
FRANCE

https://www.alliance-magique.com

Retrouvez-nous sur les réseaux sociaux

Facebook @Alliance.Magique
Twitter @AllianceMagique
Instagram @alliancemagique

Le code de la propriété intellectuelle n'autorisant, aux termes des paragraphes 2 et 3 de l'article L 122-5, d'une part, que les « copies ou reproductions strictement réservées à l'usage privé du copiste et non destinées à une utilisation collective » et, d'autre part, sous réserve du nom de l'auteur et de la source, que « les analyses et les courtes citations justifiées par le caractère critique, polémique, pédagogique, scientifique ou d'information », toute représentation ou reproduction intégrale ou partielle, faite sans consentement de l'auteur ou de ses ayants droit, est illicite (art.L122-4).

Toute représentation ou reproduction, par quelque procédé que ce soit, notamment par téléchargement ou sortie imprimante, constituerait donc une contrefaçon sanctionnée par les articles L 335-2 et suivants du Code de la propriété intellectuelle.

Crédits :

Direction éditoriale : Arnaud Thuly
Sous la direction de : Laura Garuet-Lempirou
Mise en page / maquette : Anaïs Cousinou
Correction : Élodie Coello et Clara Soupart
Illustrations couverture : Stéphanie Gras ; iStock/rungrote ; iStock/Anna_zabella

© Éditions Alliance Magique. Tous droits réservés.
Un label du groupe Alliance Magique
ISBN : 978-2-36736-093-5
Dépôt légal : 2e trimestre 2021
Impression SEPEC - France
Numéro d'impression : 20954210372

PEFC 10-31-1470 / Certifié PEFC / Ce produit est issu de forêts gérées durablement et de sources contrôlées. / pefc-france.org

Sommaire

Introduction

Vous aussi, vous détestez quand la première saison de votre série préférée touche à sa fin ? Quand le cliffhanger vous hante la nuit et qu'il faut attendre plus d'un an avant de voir la suite... C'est dur d'abandonner ses héros préférés pour reprendre une vie normale.

Alors réjouissez-vous, car la série a été reconduite pour une deuxième saison : vous avez entre les mains le script de vos aventures préférées avec les pierres !

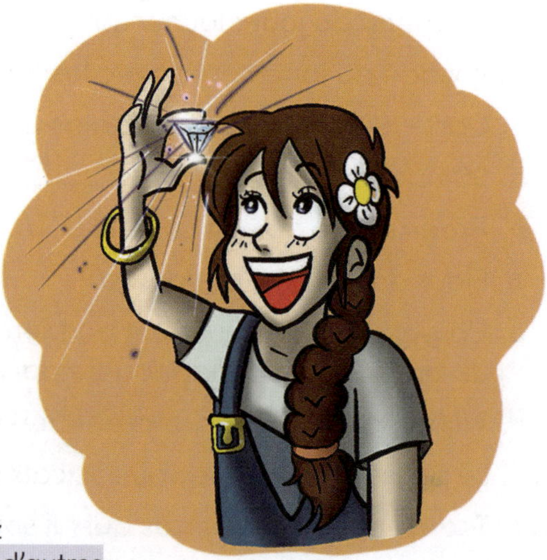

La première saison a posé les caractères de nos personnages principaux, expliquant étape par étape le **fonctionnement** et **l'utilisation** des pierres. Elle vous donnait les clés pour utiliser les minéraux au quotidien et vous aider à choisir les pierres les mieux adaptées à votre situation. C'était une première étape essentielle pour faire vos **gammes** avec les pierres.

Et voici donc la nouvelle saison où vous allez pouvoir approfondir le sujet et l'ouvrir à d'autres atmosphères. Si nos héroïnes sont toujours au cœur de l'action, nous allons porter notre intérêt sur les personnages secondaires et le décor qui les entoure. Chaque chapitre reprend une thématique en rapport avec le monde des minéraux et dont vous allez sans doute croiser le chemin dans votre **pratique**. C'est également l'occasion de vous donner des pistes pour travailler les problématiques et les demandes les plus courantes de la **lithothérapie**.

L'essentiel est de vous apporter du contenu et du savoir tout en vous faisant passer un agréable moment en compagnie de ce cahier. Et que cela vous donne l'envie de poursuivre l'apprentissage d'un monde qui n'arrête jamais de nous éblouir : celui des pierres et leurs **vertus** !

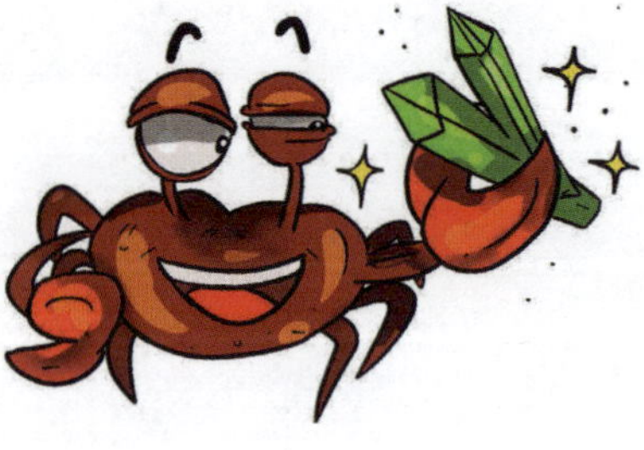

Alors installez-vous confortablement, débranchez vos portables, agrippez un stylo et je vous souhaite une très belle plongée dans le monde merveilleux des pierres !

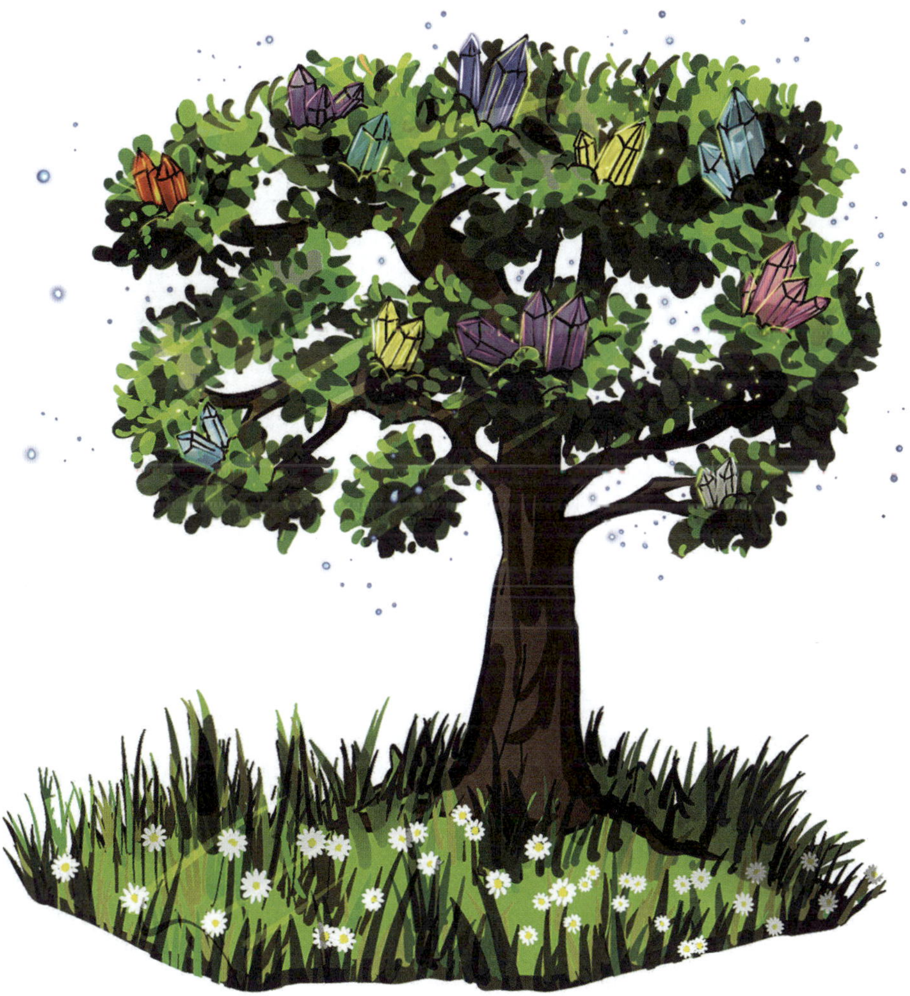

Chapitre 1

Bleu du ciel ou bleu de la mer ?

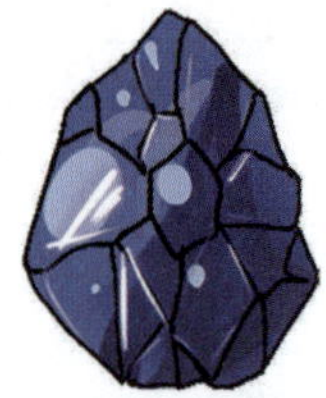

À quoi vous fait penser la couleur bleue ? À la mer ? À la voûte céleste ? À votre jean préféré ? Ou êtes-vous plutôt comme moi, du genre à rêver d'aigue-marine, des saphirs, des labradorites… Et la liste ne s'arrête pas là au vu du nombre impressionnant de pierres bleues disponibles ! La couleur bleue est la couleur préférée des Français et, surtout, elle est synonyme de vacances. Parfait pour commencer ce cahier, non ?

Histoire du bleu

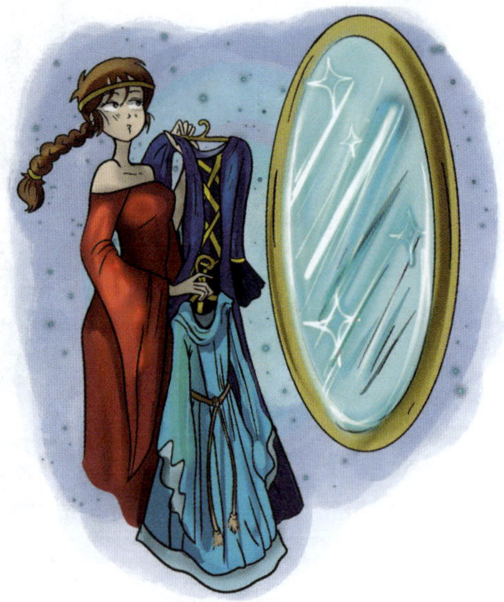

Le bleu est une couleur qui nous accompagne au quotidien, mais ça n'a pas toujours été le cas. Absente du spectre des couleurs d'Aristote, la couleur bleue ne fit son apparition qu'au Moyen Âge pour ne prendre une place à part entière qu'au XVIIe siècle, avec les découvertes de Newton et la décomposition de la lumière. Nous pourrions résumer l'histoire complexe du bleu en observant deux principaux facteurs de sa valorisation : les progrès techniques et son utilisation dans le champ social. D'abord, l'invention de teintes bleues stables dans le temps a permis de développer des étoffes d'un bleu éclatant dès le XIIe siècle. Ensuite, son utilisation dans les couleurs des armoiries des rois de France (fleur de lys sur fond azur) ou dans les couleurs de la robe de la Vierge permit au bleu d'acquérir une place incontestée dans notre société et notre imaginaire.

Ses symboliques : du bleu horizon au bleu de la réflexion

Si de multiples nuances de bleu font partie de notre vie, les symboliques qui lui sont associées dépendent grandement de ses différentes tonalités.

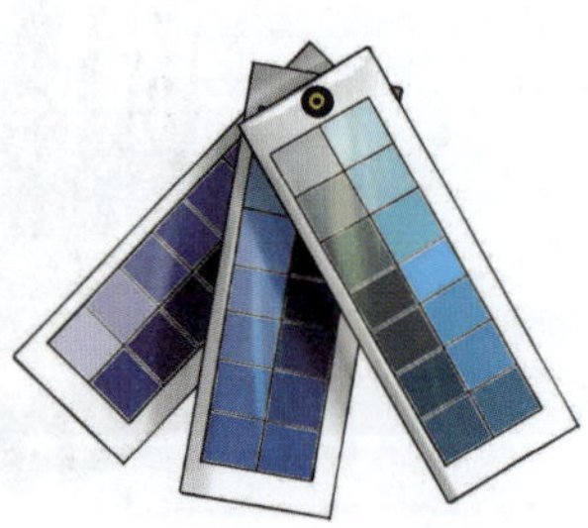

Le bleu clair est associé au ciel, à l'air et à des symboliques de **légèreté**, telles que la plénitude, le calme, la sérénité, les idéaux, les rêves… Cette couleur est souvent utilisée pour porter un message de paix, d'utopie, pacifique ou neutre. Mais plus le bleu fonce, plus ses symboliques se voilent de la densité du noir. Couleur plus **mystérieuse**, plus sombre, plus secrète, le bleu foncé est relié à la nuit et à la voûte céleste.
Au mystère qui nous entoure, et à ceux qui nous surplombent. C'est le bleu de la réflexion, de la méditation, d'une certaine prestance et de la responsabilité. C'est le bleu des uniformes et le bleu des nuits d'encre.

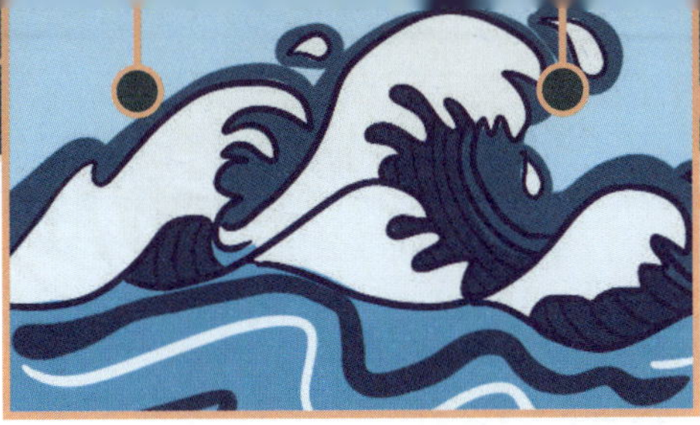

1 - Bleu du ciel ou bleu de la mer ?

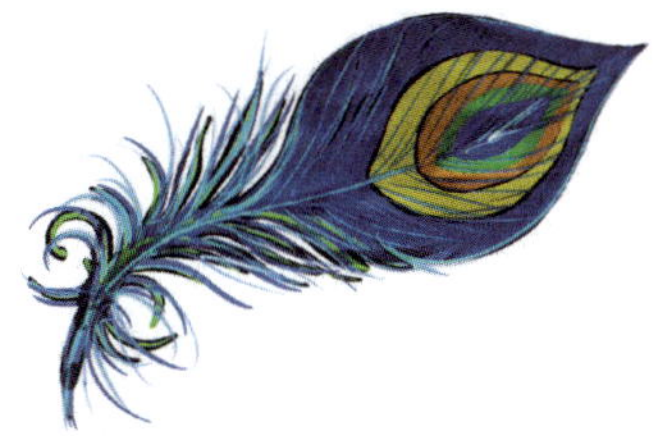

Le bleu se pare de **sentiments** lorsqu'il flirte avec le vert. Le bleu turquoise devient ainsi la couleur de la communication dans la sphère des émotions. D'ailleurs, certaines traditions associent la pierre turquoise à cet adage « **Ne m'oublie pas** » (un des plus beau mélange de sentiment et de pensée). Pour les amoureux des plantes, c'est également la devise de la myosotis.

Le bleu des pierres

Avec le bleu, c'est tout un panel de pierres qui s'offre à vous. Du bleu extraordinaire de la lapis-lazuli au bleu limpide de l'aigue-marine, il est pratiquement impossible de rester de marbre devant la beauté de ces minéraux.

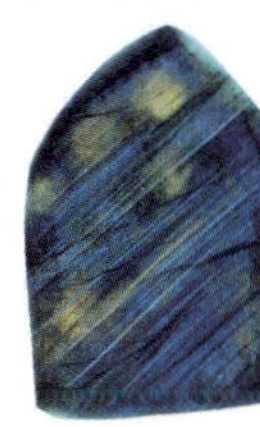

La couleur bleue se forme avec la présence d'oligo-éléments comme le cuivre ou le cobalt, mais elle est parfois due à un très joli reflet de surface comme nous pouvons l'observer sur les labradorites.

Les pierres bleues travaillent sur deux chakras différents. Le **bleu clair** est associé au chakra de la gorge et au domaine de la communication.

- Exprimer ses pensées et ses idées avec naturel, apprendre à écouter : les pierres bleu clair vous aideront à formuler votre pensée tout en restant à l'écoute de vos interlocuteurs.

- S'ouvrir au monde qui nous entoure : au-delà des mots, c'est également l'apprentissage de toute forme de langage qui se renforce avec les pierres bleu clair.

Les pierres **bleu foncé** se placent sur le chakra du mental et de l'intellect situé au niveau du troisième œil (milieu du front).

- Apprendre à réfléchir et acquérir un esprit critique : les pierres bleu foncé sont excellentes pour construire sa propre opinion des personnes ou des situations que l'on rencontre dans sa vie.

- Structurer son intellect et sa logique : ces pierres vous aideront à **apprivoiser** le singe de votre mental (qui saute d'un sujet à l'autre et vous empêche de rester concentré). Grâce aux pierres bleu foncé, ce singe deviendra un animal discipliné, vous guidant dans chaque action de votre vie.

BLEU

Quel type de bleu êtes-vous ?

1. En pause déjeuner, vous êtes plutôt :

a. À retrouver tous vos collègues en tablée à la cantine et rencontrer le petit nouveau.

b. À vous isoler pour lire les articles qui vous ont échappé le matin.

c. À manger sur le pouce avec votre collègue préféré pour échanger sur votre dispute de la veille avec votre amoureux.

2. Choisissez un adjectif pour vous définir :

a. Bavard

b. Réfléchi

c. Émotif

3. Vous vous retrouvez isolé sur une plage tel un Robinson Crusoé, mais vous avez la possibilité de choisir un objet. Pour lequel optez-vous ?

a. Une boussole : histoire de découvrir votre île, votre environnement, et peut-être de potentiels autochtones (si si, on y croit !).

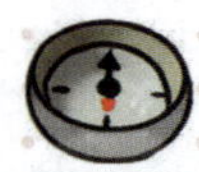

b. Un livre : quitte à s'ennuyer, autant le faire en s'instruisant.

c. Votre portable : non pas pour appeler les secours mais pour communiquer avec vos proches, pardi !

4. Si vous étiez une boisson, vous seriez plutôt :

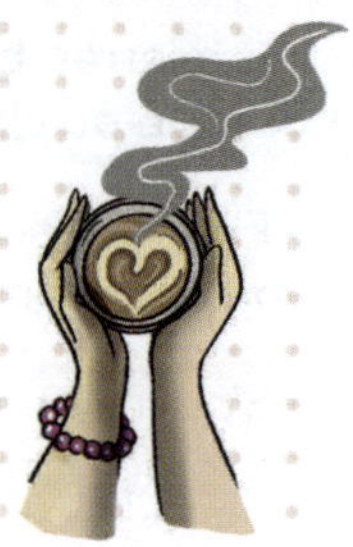

a. Thé, sirop ou bière, peu importe, tant que l'on peut rencontrer des gens en terrasse.

b. Café serré pour garder l'esprit clair.

c. Chocolat chaud de votre enfance.

5. Vous partez en road-trip :

a. Avec autant de personnes que votre van peut en accueillir, plus on est de fous, plus on rit.

b. Seul, vous avez besoin de faire le point sur votre vie et votre parcours.

c. Avec votre BFF bien sûr et/ou votre amoureux.

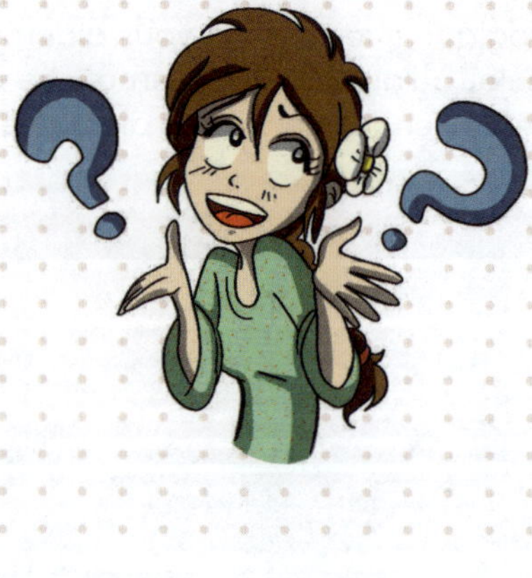

1 - Bleu du ciel ou bleu de la mer ?

Retrouver les propriétés des pierres bleues

Si les pierres bleues sont une grande famille, chacune a sa propre personnalité. Reliez les pierres à leurs propriétés !

Aigue-marine	o	o	Percevoir tous les enjeux d'une situation avec discernement.
Dumortiérite	o	o	Donner votre opinion et affirmer votre parole.
Azurite	o	o	Expression claire et cohérente : trouver les mots pour exprimer votre pensée.
Œil de faucon	o	o	Améliorer la justesse de vos propos et apporter l'harmonie dans votre rapport aux autres.
Calcite bleue	o	o	Clarifier votre réflexion et vos pensées. Elle permet de répondre aux sollicitations extérieures avec calme.

Carte du monde

Placer sur la carte du monde les pierres dont le nom est issu d'un pays ou d'une région.

o Amazonite o Labradorite o Turquoise o Tourmaline Paraïba o Opale bleue des Andes

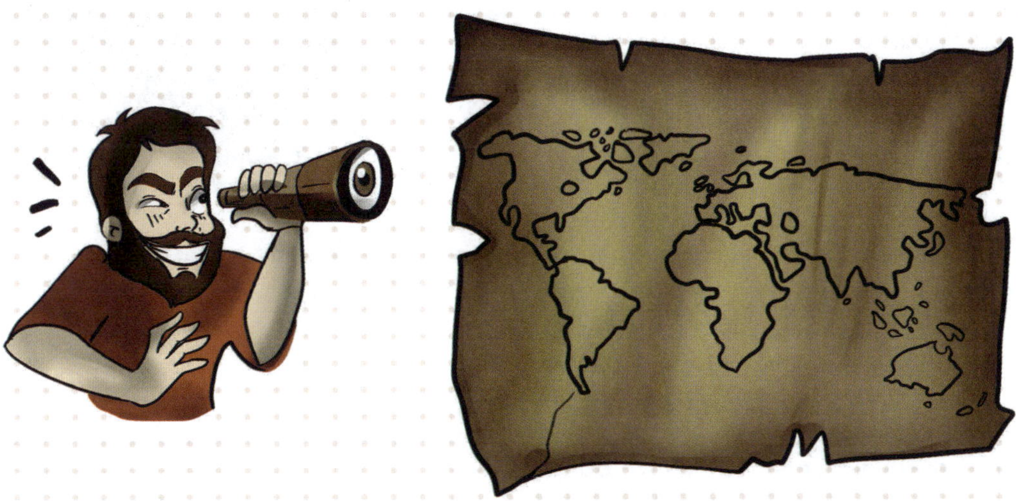

Chapitre 2

Au menu du jour : lâcher-prise et détente

Les premiers jours (voire les premières semaines) de vacances sont parfois un moment difficile où la routine quotidienne laisse place à un changement d'habitude drastique. Même avec toute la volonté du monde, vous avez tendance à croire que votre téléphone et votre tablette vous font de l'œil et vous invitent à consulter les derniers mails du travail ou les dernières nouvelles de l'actualité (oh combien anxiogènes). Alors bas les pattes, gardez vos distances et préférez les invitations de vos pierres (qui sont, admettez-le, beaucoup plus sexy que celles de votre portable).

Retrouver l'équilibre et calmer le mental

À l'heure où le **mental** passe pour notre pire ennemi, le responsable de tous nos maux, rendons-lui sa juste place. Le mental n'est pas mauvais en soi, il est même essentiel pour notre survie ! Il nous permet de traiter et de comprendre les informations de notre environnement, rien que ça, et il nous aide à nous investir dans nos projets. Mais gare à ne pas le sur-solliciter ! Jugement, auto-critique, peur de mal faire, de trop faire, de ne pas assez faire, ces peurs nous bloquent et nous pénalisent dans notre vie quotidienne. D'où l'importance d'apprendre à le **canaliser**.

Malheureusement, ce mythe très souvent répandu dans les milieux énergétiques et spirituels est particulièrement culpabilisant. Il incite tous les pratiquants à apprendre à se couper de leur mental pour atteindre le but ultime de la paix et de l'harmonie dans leur vie. Si cet exercice est accessible à un moine tibétain vivant dans son monastère et ne dédiant sa vie qu'à sa pratique méditative... pour nous, pauvre mortels vivants un rythme de vie soutenu, arrêtons de culpabiliser à ce sujet. Ne considérez pas comme un échec le fait de ne pas arriver à calmer vos pensées, ou à avoir des difficultés à rester en méditation pendant des dizaines de minutes. C'est tout à fait normal, et gardez à l'esprit que nous ne faisons pas un concours. Chacun son rythme, et si vous avez de grandes difficultés à calmer votre mental, il existe d'autres solutions !

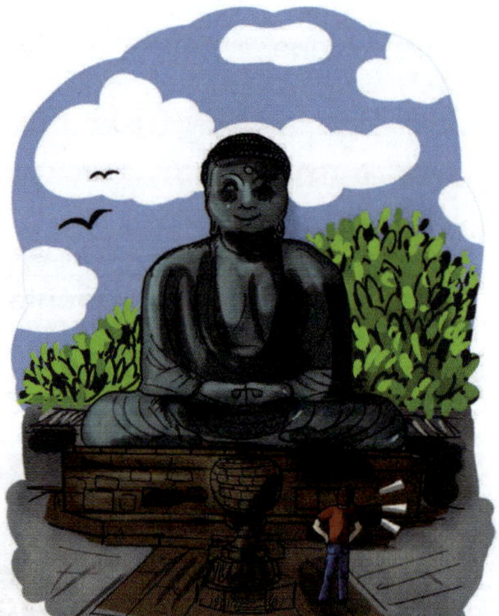

J'ai toujours considéré le monde et la vie comme le théâtre où se jouait la nécessité de trouver le juste équilibre entre toutes choses. Si notre sphère mentale frise l'excès d'énergie, au lieu de tout couper, autant **dévier** cette énergie vers un autre sujet. Pour ce faire, voici quelques propositions !

• Consacrez-vous à un projet utile qui vous tient à cœur ou à l'activité que vous repoussez au fil de l'année par manque de temps et d'énergie.
Par exemple, prenez le temps de ranger votre bibliothèque, de trouver une nouvelle organisation, de libérer de la place dans votre appartement... Et vous serez d'autant plus content d'avoir effectué une tâche pas toujours amusante mais qui aura eu le mérite d'apaiser vos pensées et de vous apporter une satisfaction sur le long terme.

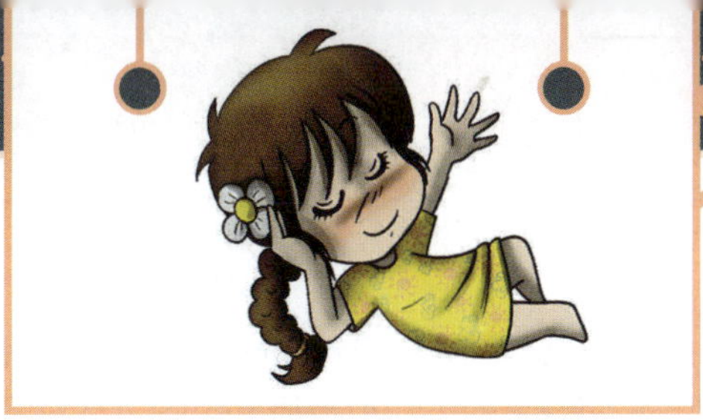

2 - Au menu du jour : lâcher-prise et détente

Vous pouvez vous accompagner d'un grenat almandin dans cette nouvelle activité. Le grenat permet d'apporter un regain d'énergie de manière cadrée et structurée. Cela vous évitera de vous disperser dans tous les sens.

- Prenez le temps de vous immerger dans une activité qui vous fait du bien (sport, peinture, lecture, dessin, tarot...) Laissez parler vos envies et votre créativité ! Pour cela, accompagnez-vous d'une pierre de lune orange pour vous connecter à vos besoins et vos sensations.

- Nourrissez vos croyances spirituelles et prenez le temps de lire, de tester, d'honorer. Le monde matériel peut parfois être plombant et, encore une fois, il est intéressant de trouver **l'équilibre** entre société de consommation à outrance et croyance spirituelle. N'hésitez pas à utiliser une opale violette ou une améthyste pour vous ouvrir à des énergies plus transcendantes.

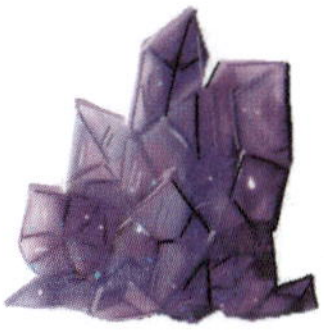

- Connectez-vous à la nature. Car même la personne la plus citadine trouvera un **apaisement** dans la présence des arbres. Marchez, courez dans la forêt. Allerz nager dans les lacs, les rivières, la mer. Ou passez la main dans l'herbe et concentrez-vous sur les sensations que cela vous procure. Et si vous avez des difficultés à vous connecter à la nature, accompagnez-vous d'une agate mousse qui vous aidera à prendre conscience de la magie du monde qui vous entoure.

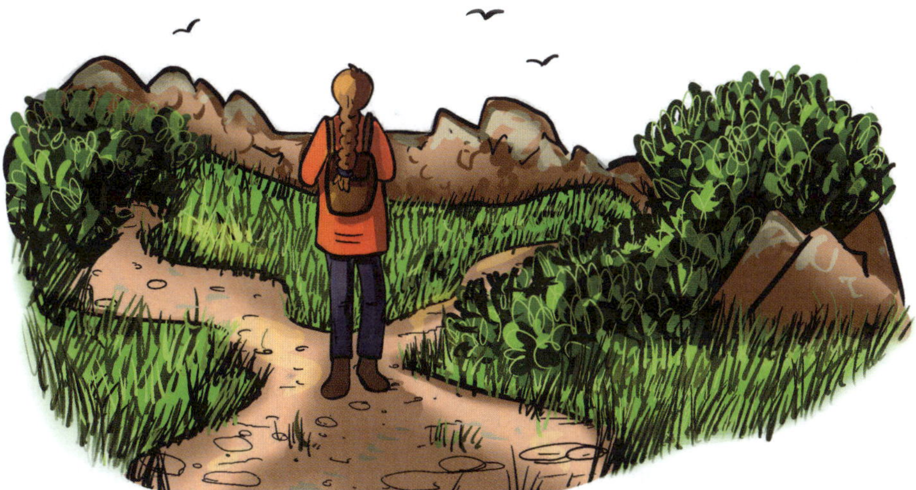

Prendre le temps d'un bilan

Prenez une feuille, un stylo, et notez tous les projets, toutes les activités que vous avez eu envie de développer sans trouver le temps cette année. Ce peut être un livre neuf qui prend la poussière dans votre bibliothèque, un oracle utilisé une seule fois, un projet de décoration jamais abouti, une recette de cuisine jamais testée, une envie de balade, une promesse de soirée...

Essayez de vous lister toutes vos envies, des plus petites idées aux plus grand projets.
À chaque nouvelle activité, prenez le temps d'identifier vos sentiments. Est-ce un regret ? Une envie ? De la tristesse ? Une jubilation ? Ou rien de particulier ? Vous pouvez mettre en place un code couleur selon l'importance de votre activité.

Mon conseil : garder à proximité de vous pendant l'exercice une séraphinite (ou un jade néphrite) pour vous aider à mettre des mots sur vos envies.

Projets et activités	Sentiments liés
....	....
....	....
....	....
....	....
....	....
....	....
....	....
....	....
....	....
....	....
....	....
....	....

Avez-vous déjà essayé la sylvothérapie ?

Le contact avec la nature et le fait d'enlacer les arbres permettraient de retrouver son calme, de lâcher prise sur ses préoccupations et de couper avec sa routine. Plus qu'un simple câlin, c'est une manière de ralentir notre façon de concevoir le temps.

Pour mettre cet exercice en pratique, vous aurez besoin de trouver une forêt (ou un parc) et dans un premier temps de vous **imprégner** de l'atmosphère. Écoutez le bruit du vent dans les feuilles, observez les différentes tonalités de vert et prenez le temps de ressentir pleinement cet environnement. Laissez vos cinq sens s'épanouir : l'air dans vos poumons, l'odeur des résineux, la sensation d'une feuille sous votre main, la vue d'une fourmi, le chant des oiseaux…

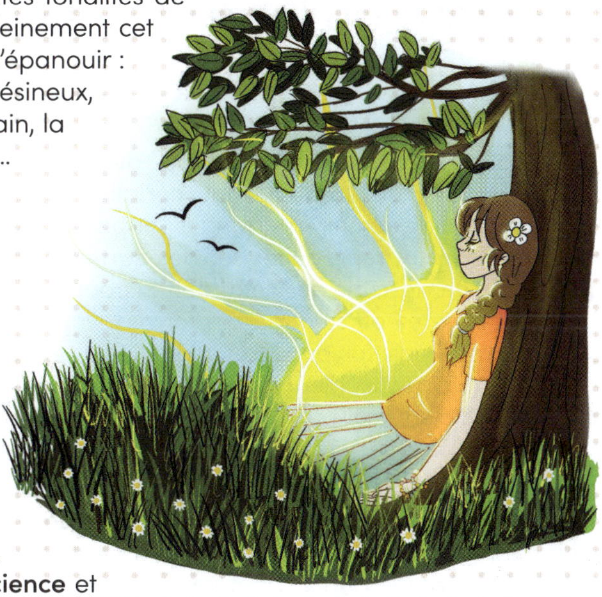

Le choix de votre arbre s'effectue en général de manière très naturelle, écoutez votre cœur, il vous portera vers celui qui vous correspondra le mieux. Vous pouvez alors soit vous adosser contre son tronc (face au nord de préférence), soit l'enlacer. Pour ma part, j'adore déposer mon front contre son écorce et essayer de me connecter à ce géant de la terre.

Peu importe le temps que vous restez, tant que vous le faites en **pleine conscience** et que vous essayez de vous connecter à cet arbre (en visualisant ses longues racines qui puisent l'eau jusqu'à ses feuilles, lesquelles s'étendent pour capter le moindre rayon de soleil). **Ressentez** la force et la puissance de son énergie, héritière de millions d'années de développement de la vie végétale, qui vous offre cet instant de symbiose entre vous et cet être. Avec lui, vous aurez sans doute tendance à ne plus jamais percevoir le temps comme avant.

Pour vous aider dans cet exercice, je vous conseille encore une fois l'agate mousse ou le bois fossile. Ces deux pierres sont parfaites pour vous imprégner au mieux des énergies environnantes !

Après l'exercice, vous pouvez prendre quelques minutes pour noter le type d'arbre, la durée de la pratique et tout autre élément qui vous semble important. Vous pouvez également noter ce que vous avez ressenti et comment vous ressortez de cette pratique. Gardez une trace de ces expériences, elle vous permettra de suivre l'évolution de votre sensibilité.

....

....

....

....

....

....

....

....

Chapitre 3

Voyage au long cours avec les formes et la géométrie sacrée

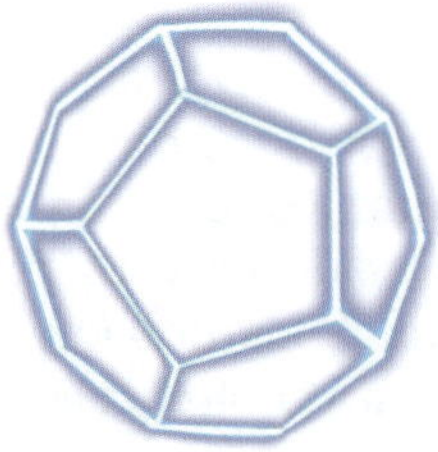

Dans votre exploration du monde des minéraux, vous vous retrouverez tôt ou tard devant certains symboles un peu mystérieux. Des géométries étranges (appelées sacrées) gravées sur des minéraux, reproduites sur des cartes ou des tapis. Fleur de vie, œuf de vie, cube de Métatron... Et pour certaines questions que vous poserez au sujet de ces formes, vous pourriez obtenir des réponses pas toujours très claires sur leurs origines, leur utilisation et surtout sur leur présence (au-delà de l'effet de mode de certaines d'entre elles).

Qu'est-ce que la géométrie sacrée ?

La géométrie sacrée est un terme regroupant différentes formes géométriques aux proportions spécifiques (avec la présence du nombre d'or par exemple) reliées à des symboliques particulières. La géométrie sacrée a très tôt fait son apparition dans les civilisations humaines : on en retrouve de nombreuses traces dans les sites archéologiques du monde entier.

La géométrie sacrée donne une image abstraite et symbolique de l'univers. Elle est la **représentation** concrète de l'harmonie et de l'image de perfection de notre monde. En résumé, c'est en dessinant des formes très spécifiques que l'homme essaie de reproduire l'harmonie de la nature, s'approchant alors de **l'esprit divin** (cette force céleste à l'origine du monde).

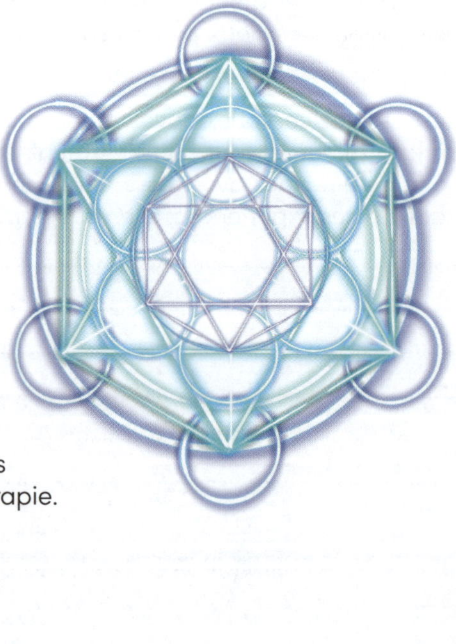

Vous l'aurez compris, la géométrie sacrée est reliée à une **vision spirituelle** qui met en avant une force supérieure et un ordre universel. L'étude des formes de la géométrie sacrée serait alors l'héritage de la vision des civilisations qui nous ont précédés.

Deux types de géométries coexistent, les formes simples telles que le rond, la pyramide et le carré, et les formes plus complexes créées par la répétition de ces formes simples : cube de Métatron, fleur de vie... On retrouve la géométrie sacrée dans l'architecture (cathédrale, pyramide), l'art (sculpture, dessin), le design, et dans diverses pratiques ésotériques, telle que la lithothérapie.

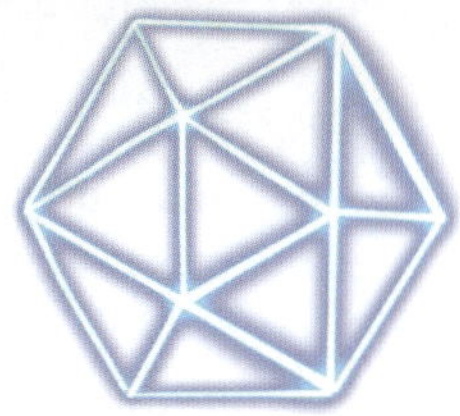

3 - Voyage au long cours avec les formes et la géométrie sacrée

Onde de forme

Le fonctionnement énergétique de la géométrie sacrée s'appuie sur les **ondes de forme**.

Le principe : une forme dégage une énergie qui lui est propre. Par exemple, d'un rond émane une énergie plus diffuse et douce que celle d'un triangle. C'est en s'appuyant sur ce principe que la géométrie sacrée utilise et combine les formes (et les énergies qui leur sont liées) afin de créer un élément plus complexe et présentant une énergie bien particulière et unique.

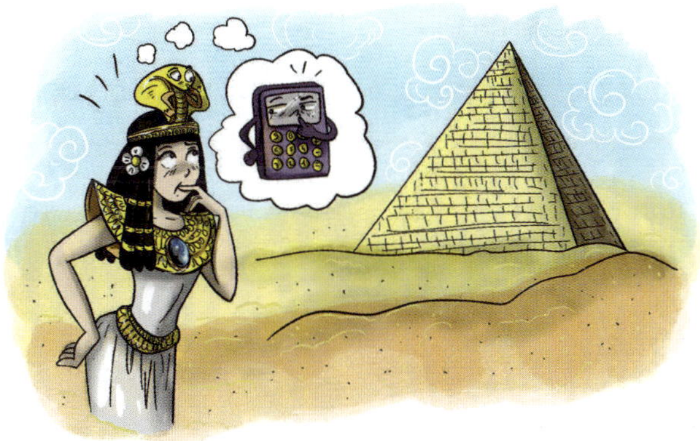

Le nombre d'or

Si un chiffre fait bien parler de lui, c'est le **nombre d'or** (désigné par la lettre grecque Φ, Phi pour les intimes). Sa célébrité s'explique par sa présence absolument partout sur Terre : Phi est dans toute forme de vie (minéraux, ruches, pétales, os, coquillages...). On suppose que c'est grâce à l'étude des pyramides de Khéops que Phi a été découvert par les pythagoriciens. Malgré de nombreuses recherches, il faut attendre le XVe siècle pour que sa réputation monte d'un cran par le lien alors tissé entre lui et la divine proportion (il s'imprègne alors de symbolique sacrée).

Géométrie sacrée dans les minéraux

Pourquoi utilise-t-on la géométrie sacrée dans le monde des minéraux, me demanderez-vous. La réponse est simple : parce qu'elle apporte une symbolique supplémentaire à une pierre.

Prenons un exemple. Quand on choisit une pierre, on la choisit en général pour sa propriété. On peut renforcer son énergie en lui associant un symbole spécifique : une pierre de protection (labradorite par exemple) peut être associée à un symbole protecteur (par exemple, le cube de Métatron). Cette synergie permettra de renforcer l'énergie de protection de la pierre. À noter qu'au-delà des ondes de formes, beaucoup de symboles de géométrie sacrée sont actuellement chargés de croyances et d'égrégores (voir page suivante).

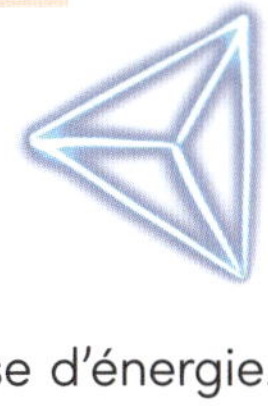

Utilisation de la géométrie sacrée

Les utilisations sont nombreuses et diverses : protection, rechargement, hausse d'énergie. Mais n'oubliez jamais que chaque symbole a de nombreuses significations et que la personne qui vous le conseille a parfois sa propre interprétation. Suivez votre **propre intuition** pour être sûr que ce symbole corresponde au mieux à ce que vous souhaitez.

Un égrégore, késako ?

Un égrégore est une forme énergétique nourrie par les croyances communes à un groupe d'individus. Plus l'énergie du groupe est importante (rituel, croyance, tradition), plus l'égrégore sera puissant. Celui-ci peut alors orienter l'énergie d'un objet ou d'un symbole en fonction de la croyance du groupe. On retrouve ainsi certains égrégores très puissants dans des croyances traditionnelles ou anciennes. Leurs propriétés sont bien présentes et peuvent rivaliser avec les propriétés intrinsèques de la pierre.

Formes et énergies

Associez les formes aux énergies ou aux mots qui leur sont associés.

Rond	o	o	lien au divin, pyramide
Carré	o	o	5, protection
Triangle	o	o	efficacité, abeille
Pentagramme	o	o	stabilité, pyrite
Hexagone	o	o	unité, planète

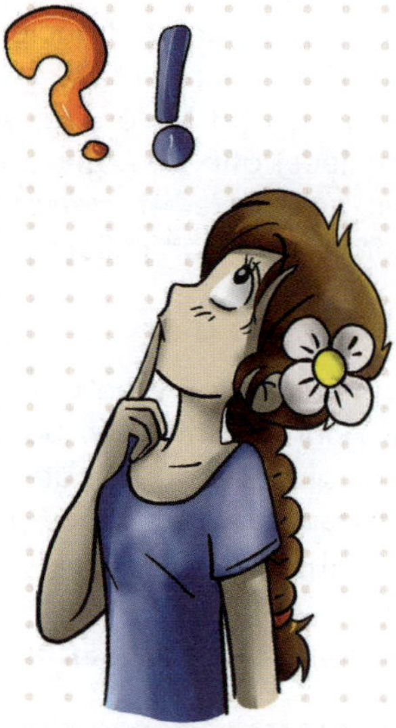

Dessine-moi une graine de vie

La graine de vie est le centre de la fleur de vie. Composée de sept cercles, la graine de vie représente le commencement d'un nouveau projet, le début d'une nouvelle histoire. Elle est synonyme de potentiel.

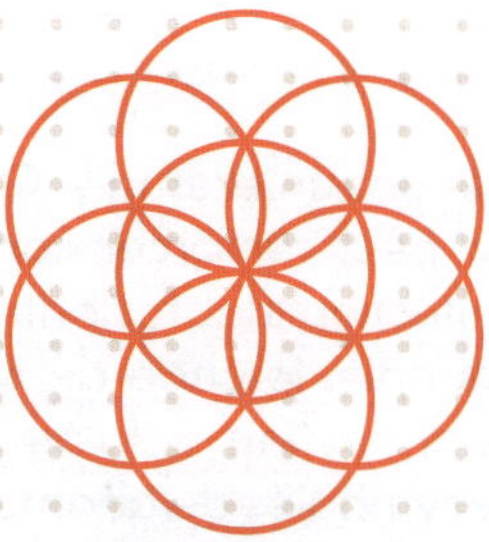

Cette graine de vie est la vôtre, elle est là pour vous aider. Vous pouvez soit la colorier, soit la prendre comme modèle et la reproduire ailleurs (sur le sable, dans la terre, sur une feuille...). Utilisez-la en restant concentré sur les questions suivantes.

- Quels types de nouveaux projets souhaiteriez-vous développer dans votre vie ?
- Quelle graine avez-vous envie de semer pour en récolter les fruits dans le futur ?

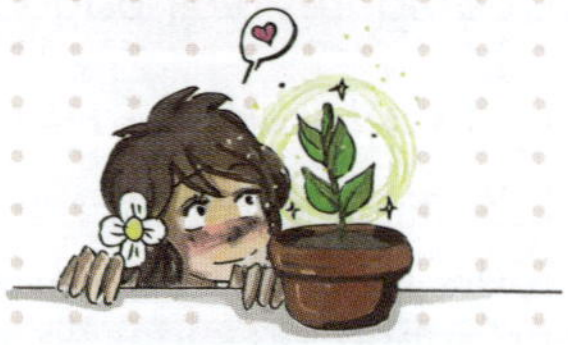

3 - Voyage au long cours avec les formes et la géométrie sacrée

Qui suis-je ?

Aidez-vous des indices pour retrouver le nom d'une géométrie sacrée.

→ **____R __ ___**

Indice 1 – Je suis l'une des stars de la géométrie sacrée moderne, m'affichant dans tous les milieux énergétiques et ésotériques.

Indice 2 – Âgée de plusieurs millénaires, j'ai été présente dans les civilisations égyptienne et assyrienne.

→ **_O_____ __ P_____**

Indice 1 – Mon nom est associé à un grand philosophe grec.

Indice 2 – Mes formes peuvent être reliées aux quatre éléments et à l'univers.

Indice 3 – De nombreux scientifiques, comme Kepler, m'ont étudié.

Pour les experts

→ **_U__ __ M_______**

Indice 1 – J'englobe les cinq solides de Platon, ainsi qu'un cercle et la Merkaba.

Indice 2 – Mon nom s'inspire d'un archange.

Indice 3 – Je suis un symbole de protection dans le monde entier.

→ **_____A P_____**

Indice 1 – Ma forme est associée à un symbole utilisé chez les premiers chrétiens.

Indice 2 – Ma symbolique se rapproche d'une notion féminine.

Indice 3 – Mon surnom est tiré du mot amande en latin.

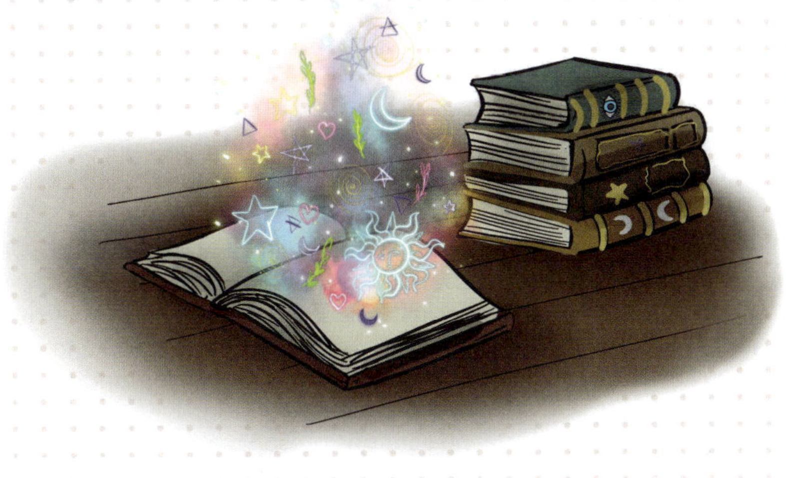

Chapitre 4

Carte d'identité des mandalas

Si je vous dis **mandala**, est-ce que ce mot vous parle ? Ce sont ces belles figures géométriques de pierre que l'on retrouve de plus en plus souvent dans les livres de lithothérapie. Si le concept est intéressant, il est aussi important de comprendre le fonctionnement de ces mandalas pour mener votre démarche en toute conscience.

Un brin d'histoire

L'utilisation des mandalas de cristaux sous la forme que nous utilisons est difficile à dater. L'apparition du New Age dans les années 1970 serait éventuellement la date de son origine, mais s'appuierait sur divers savoirs anciens : la tradition des mandalas sanskrits et tibétains, la redécouverte des énergies des cristaux et les traditions anciennes de notre culture.

Le terme mandala vient du sanskrit, il signifie **cercle** et renvoie à une tradition représentée entre autres dans deux grandes religions du monde : l'hindouisme et le bouddhisme. Dans la première, cela consiste à entrer en contact avec une déité. Dans la deuxième, les mandalas sont des représentations du monde réalisées par un ou plusieurs pratiquants plongés en état méditatif le temps de leur création.

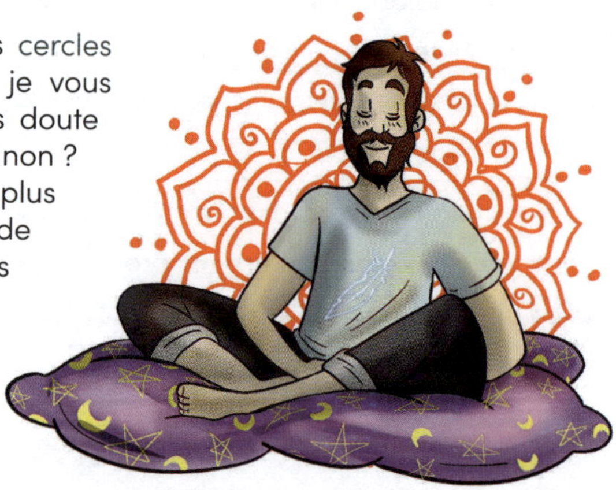

Les mandalas sont la version moderne des cercles de pierre que l'on retrouve en Europe. Si je vous dit Stonehenge, ou Carnac, vous avez sans doute quelques images qui vous viennent à l'esprit, non ? Ces **sites mégalithes** (pour ne parler que des plus célèbres) sont des témoignages incroyables de notre passé. L'utilisation des pierres agencées selon un ordre spécifique combine les deux principes de base des mandalas : l'utilisation des pierres et la géométrie sacrée. Si des études sont encore en cours sur l'origine et l'utilisation de ces sites (relations avec les astres lunaire et solaire, solstices, lignes d'énergie de la terre...), tout le monde s'accorde à dire qu'il a dû falloir une énergie et une ingéniosité incroyables pour élever des pierres de centaines de kilogrammes, ou les déplacer sur des kilomètres. Une prouesse qui explique en partie l'intérêt suscité par ces sites.

À quoi sert un mandala de cristaux ?

La création de mandalas de cristaux répond à une demande bien précise. Elle utilise l'énergie et les ondes de formes de la géométrie sacrée, les **propriétés énergétiques** des pierres et votre propre énergie, et réunit ces trois éléments pour créer une énergie bien spécifique qui va pouvoir agir et potentiellement répondre à votre demande. L'avantage du mandala, c'est que cette énergie peut être envoyée partout dans le monde. Vous pouvez ainsi agir sur des objets ou des sujets qui ne sont pas présents physiquement.

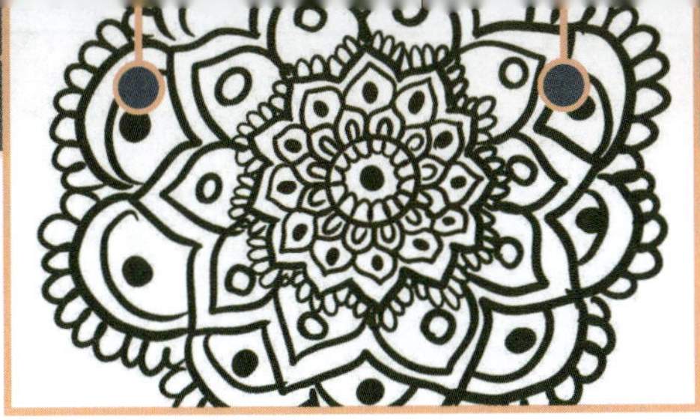

4 - Carte d'identité des mandalas

Les mandalas en quelques mots

- La géométrie sacrée structure et concentre l'énergie des pierres : c'est le véhicule.
- Les minéraux apportent l'énergie : ils sont le carburant.
- Votre propre énergie (votre demande, votre intention) : c'est le conducteur.

Pour que votre mandala fonctionne au mieux, ces trois éléments doivent être cohérents. N'essayez pas de booster votre dynamisme avec une forme et des pierres apaisantes. Cela reviendrait à demander à un pilote de Formule 1 de gagner une course avec un tracteur et de lui souhaiter bonne chance en lui tendant une gourde de verveine...

Le choix des pierres

Un mandala de pierre présente une structure bien définie : une pierre centrale entourée de pierres de soutien selon la géométrie choisie.

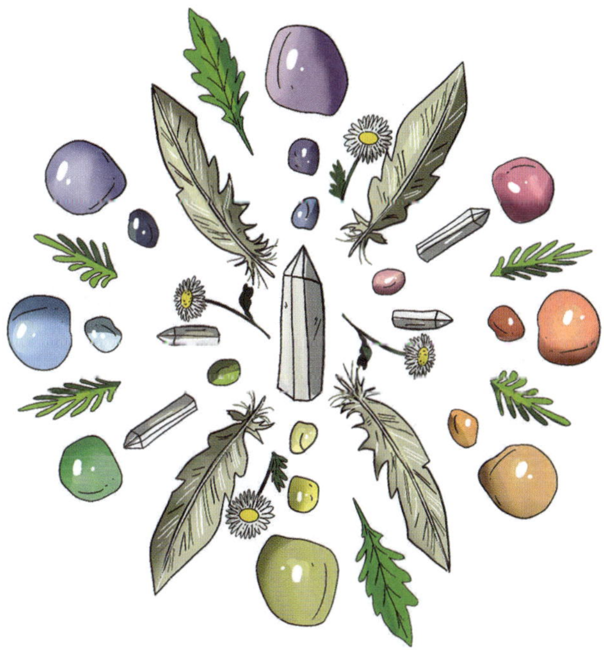

La pierre centrale est votre point de départ, le cœur de votre demande. Son choix est très important car elle est la source première qui répondra à votre besoin. Vous pouvez la choisir en fonction d'une qualité que vous avez déjà en vous, ou d'une énergie extérieure qui peut être appelée. Il est souvent recommandé de choisir une pierre centrale plus grosse que les autres pierres de soutien (galets, pointes, cristaux brutes).

Les pierres de soutien vont transmettre, accompagner et soutenir l'énergie de la pierre centrale. Vous pouvez utiliser des pierres roulées, des galets, des cristaux bruts.

La cohérence avant toute chose

Reliez une demande spécifique à une pierre et à une géométrie sacrée afin de garder la plus grande cohérence.

Succès dans son projet	Labradorite, œil de tigre, obsidienne	Triangle pointe en l'air et octogramme
Retrouver sa confiance en soi	Améthyste, sélénite, cristal de roche, sélénite	Dodécagramme (cosmos, univers), triangle pointe en l'air
Se protéger	Obsidienne dorée, pyrite, citrine	Fleur de vie (équilibre)
Pour se motiver pour un projet	Kunzite, péridot, rhodochrosite	Octogramme (réussite)
Travailler sa connexion à sa spiritualité	Labradorite, cornaline	Ennéagramme (talents et compétences), cercle
Harmonie dans ses relations	Rubis/jaspe rouge, vanadinite, citrine	Graine de vie (croissance)
Pour retrouver son inspiration et sa créativité	Grenat almandin, calcite orange, calcite jaune	Cercle ou cube de Métatron (protection)

Créer son mandala étape par étape

1re étape : définir son intention

• Restez positif et évitez la négation (bannissez les « ne pas »), car le cerveau ne retient que ce qu'il entend !

Par exemple au lieu de dire que vous ne voudriez pas répéter des schémas affectifs nocifs, demandez à faire une nouvelle rencontre qui vous fera du bien et apportera du positif à votre vie.

• Formulez votre intention de manière claire. Il est important de prendre le temps de réfléchir aux termes utilisés.

Par exemple, vous souhaitez trouver une grande maison dans laquelle vous vous sentirez bien. Définissez ce qui est important dans votre lieu de vie. La lumière ? L'espace ? L'emplacement ? Il est important de **visualiser** ce que vous souhaitez dans les moindres détails pour renforcer au mieux votre intention.

2ᵉ étape : choisir ses pierres

Le choix des pierres s'effectue selon différents critères. Commencez par sélectionner la pierre centrale la plus adaptée à votre demande, puis les pierres de soutien qui répondront à votre problématique tout en prolongeant et en rehaussant l'effet de la pierre centrale.

- La couleur détermine le sujet sur lequel la pierre doit agir.
- Le système cristallin indique la manière d'agir de la pierre.
- La composition chimique donne des informations supplémentaires sur les propriétés de la pierre.
- La forme de votre pierre agit sur son émanation énergétique. N'oubliez pas que votre pierre centrale doit, de préférence, être plus grande que les pierres de soutien.

La forme joue également un rôle important sur la façon dont l'énergie va se propager : une pointe ou une sphère auront des ondes de formes différentes. Par exemple, il sera plus logique de choisir une sphère plutôt qu'une pointe pour attirer l'harmonie.

Bon à savoir : les pierres brutes ou cristaux peuvent être utilisés dans tous les cas.

3ᵉ étape : sélectionner la géométrie sacrée la plus cohérente

Voici quelques indications sur les notions de formes les plus courantes.

- ○ Cercle : protection, concentration, unité, perfection.
- △ Triangle : lien entre terre au ciel, trinité, équilibre, masculinité et action (pointe en haut), féminité et réceptivité (pointe en bas).
- □ Carré : stabilité, fondation, solidité.
- Vesica piscis : création, naissance, commencement.
- Spirale : croissance, développement, dynamisme.

Vous pouvez bien évidemment combiner des formes ensemble si besoin.

4ᵉ étape : dessiner le plan de son mandala

- Notez votre sélection de pierre.
- Dessinez la ou les géométries choisies sur votre feuille.
- Notez le nom de votre pierre centrale, puis positionnez vos pierres de soutien à des intersections de lignes ou à des pointes.
- Le tout doit vous paraître harmonieux et cohérent. Les pierres doivent être positionnées proportionnellement et de manière équilibrée dans votre forme géométrique. La circulation de l'énergie doit être cohérente pour que les relations entre vos pierres se tissent naturellement.

Bon à savoir : pensez à la position de vos cristaux, la pointe indique le sens de circulation de l'énergie ! Ne tournez pas les pointes vers le centre si vous souhaitez travailler sur une forme d'extériorisation (montrer sa force au monde par exemple) !

5ᵉ étape : placer ses pierres en conscience

Lorsque tout est prêt, il est temps de passer à la phase concrète.

- Prenez quelques minutes pour vous connecter à l'instant présent puis concentrez-vous sur votre demande.
- Commencez à positionner votre mandala en commençant toujours par le milieu (la pierre centrale) et en vous éloignant petit à petit du centre.
- Votre demande doit être au cœur de vos pensées (si vous avez des pensées parasites, ce n'est pas grave, du moment que vous faites l'effort de revenir à votre demande).
- À la fin, prenez quelques minutes pour regarder votre mandala et visualiser le résultat tant attendu.

Vous pouvez laisser votre mandala en place aussi longtemps que vous le souhaitez et le défaire lorsque votre demande évolue ou est exaucée. Vous pouvez également le refaire si vous sentez qu'il n'a pas été très performant ou que vous pourriez l'améliorer.

Je ne le dirai jamais assez : écoutez-vous et faites confiance à votre instinct !

Chapitre 5

50 nuances de vert

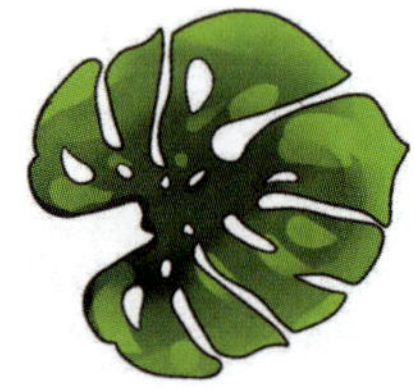

Que vous soyez à la campagne, à la montagne ou sous les palmiers d'une plage, la couleur verte vous accompagne dans vos vacances. Couleur mal-aimée des Français et des Européens, son histoire a été malmenée jusqu'à devenir de nos jours la couleur de l'espoir d'un futur plus vert et plus enclin à respecter notre planète.

Histoire du vert

Le vert fait partie de notre vie depuis toujours, il a bercé les premiers pas de l'humanité en son sein. Et pourtant, il a peiné à trouver sa place dans l'histoire des hommes. D'abord considéré comme une couleur médiane dans l'Antiquité, le vert fut longtemps associé au jaune et n'occupa une place à part entière qu'avec les recherches de Newton au XVIIe siècle.

Si le vert est très présent dans la nature, il n'a pas été simple de le reproduire. On l'obtint souvent par erreur ou malchance. Peu stables, certains ingrédients servant à obtenir cette teinte pour des vêtements ont d'ailleurs empoisonné les personnes qui les portaient, ce qui lui a malheureusement donné une mauvaise réputation.

Ses symboliques

On adore ou on déteste. Les symboliques du vert font le grand écart d'une signification à une autre. Couleur de l'espérance et du renouveau pour certains, le vert est synonyme de danger pour d'autres.

SYMBOLIQUES NÉGATIVES

Les teintures vertes, peu stables dans le temps, ont donné une réputation d'instabilité et de méfiance à cette couleur. Le vert reprend également toute l'imagerie de ce qui s'abîme et s'altère. Synonyme de mort, il est l'incarnation du poison ou encore de ce qui est étranger et malsain.

SYMBOLIQUES POSITIVES

Le vert a également de beaux aspects avec les synonymes de vie et d'espérance qui lui sont associés. Cette couleur est de nos jours valorisée pour le calme et l'apaisement qu'elle nous apporte.

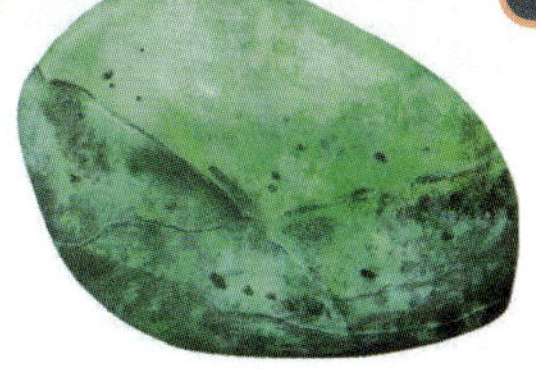

5 - 50 nuances de vert

Le vert des pierres

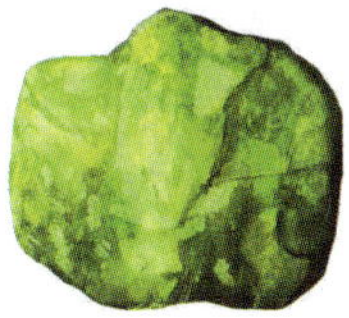

La couleur verte est très représentée dans le monde des minéraux. Que ce soit le vert printanier du péridot, le vert plus marqué de la malachite ou le vert turquoise de l'amazonite, toute une palette de verts nous est offerte par la nature.

La couleur verte est essentiellement créée par la présence de chrome, de cuivre, de fer ou de vanadium dans la composition chimique. Certains minéraux présentent également de beaux reflets verts, visibles sur certaines opales.

Les pierres vertes agissent sur la **sphère émotionnelle**. C'est votre cœur qui est au centre de vos préoccupations lorsque vous utilisez ces minéraux.

- Apportez de la légèreté dans vos émotions : les pierres vertes sont excellentes pour prendre du recul sur vos émotions lorsque celles-ci menacent de déborder.
- Mettez de la lumière sur ce qui vous fait vibrer et ce qui a du sens pour votre cœur : ces pierres vous permettent d'avoir une vision plus large des situations. En prenant du recul chaque jour sur vos émotions, elles vous aident à vous investir dans des projets sur le long terme.
- Joie spontanée et confiance en la vie : la couleur verte vous ouvre à la joie de vivre illimitée que l'univers vous permet d'installer dans votre vie. Rien n'est impossible, et les pierres vertes vous permettent de trouver la voie qui vous correspond.
- Espoir et renouveau : enfin, les pierres vertes sont excellentes pour réorganiser votre vie et repartir après un échec. Elles vous montrent que la vie est cyclique et que tout achèvement n'est que le début d'une nouvelle aventure.

Quelques différences sont à noter dans les couleurs vertes des pierres

Un vert pâle apportera une certaine légèreté dans la sphère de vos sentiments.

Si la teinte du vert se rapproche du jaune, les énergies se dirigent vers l'extérieur, elles indiquent que vous arriverez plus aisément à extérioriser vos émotions ou à les mettre à contribution pour la valorisation de votre être.

Les verts sombres apportent une note plus lourde aux énergies. Intériorisées, vos émotions sont au cœur de votre réflexion et vous guident pour prendre les grandes décisions de votre vie.

Le saviez-vous ?

Avant de devenir l'emblème de l'amour, l'émeraude était associée au diable... En effet, le Saint Graal présente une émeraude arrachée à la couronne de Lucifer par l'archange Michaël.

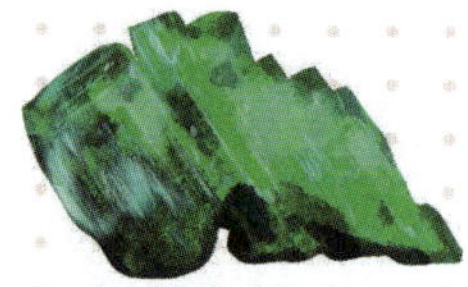

L'émeraude a une signification beaucoup plus positive chez les Égyptiens ou les Aztèques, où elle était synonyme de renouveau, de fertilité et de vie. De nos jours, la symbolique de l'amour lui est associée et c'est une très belle pierre à offrir à sa moitié !

Mes pierres vertes au quotidien

Complétez la phrase en cochant une ou deux réponses.

Je porte un pendentif en chrysoprase pour :

- o M'aider à avoir l'esprit plus clair.
- o M'apporter du réconfort et un vent de renouveau dans ma vie.
- o M'ancrer et retrouver mes repères.
- o Me donner l'énergie d'affronter une grosse journée de travail.

Placer une calcite verte sur le bureau de son enfant, cela :

- o Lui apporte un peu de discipline lorsqu'il fait ses devoirs.
- o L'aide à trouver sa place à l'école.
- o Lui offre une aide pour être plus à l'écoute de ses affinités.
- o Le calme en cas d'hyperémotivité.

Mon bracelet en phrénite m'aide à :

- o Être plus à l'écoute de mes proches et à améliorer mes relations.
- o Me protéger des énergies négatives environnantes.
- o Prendre du recul sur mes émotions.
- o Nourrir ma spiritualité.

Je me suis procuré un bâton en malachite pour :

- o Calmer mes douleurs articulaires lorsque je me masse avec.
- o Cicatriser et améliorer l'aspect de ma peau.
- o M'aider en cas d'anémie.
- o Calmer mes migraines.

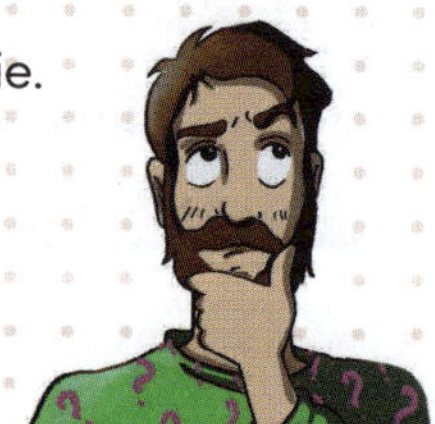

Rébus

P 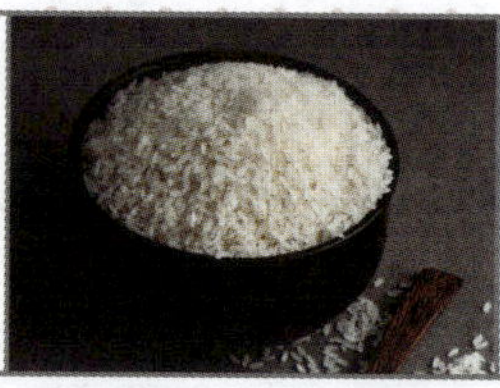 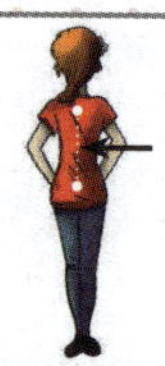

....

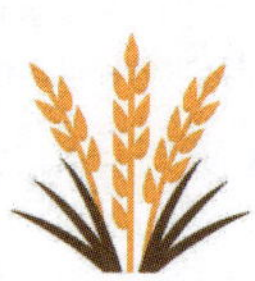 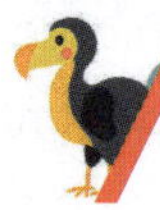 /2 T

....

5 - 50 nuances de vert

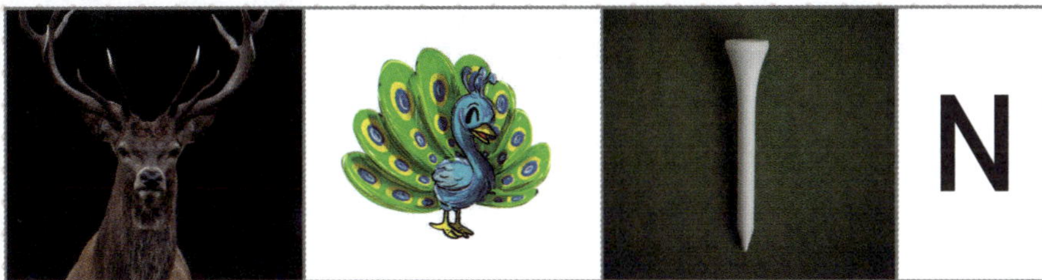

....

Méditation pour calmer vos émotions

La méditation est un outil idéal pour agir sur l'état émotionnel. Elle vous permet de prendre conscience plus finement et plus précisément de vos émotions avant que celles-ci n'échappent à votre contrôle. La méditation vous permet également de percevoir ces informations avec plus de neutralité et de les accepter. Une émotion douloureuse est un message qui met en lumière un déséquilibre ou un désaccord présent en vous. Refuser cette émotion, c'est quelque part la nier et avoir tendance à placer ses problèmes sous le tapis.

En méditant avec une pierre verte, vous êtes plus à l'écoute de vos émotions et portez sur elles un regard plus lucide et plus calme.

Plusieurs solutions s'offrent à vous :

- Vous pouvez méditer régulièrement avec une pierre verte dans les mains et vous concentrer sur son énergie pour améliorer l'écoute de soi.
- En cas de fortes émotions, vous pouvez placer une pierre verte sur votre chakra du cœur (milieu de la poitrine) et prendre le temps de décrypter ce qui a déclenché cette situation.
- Enfin, voici une méditation guidée S.O.S. en cas de trop-plein émotionnel. Choisissez une amazonite (pour mieux accepter une situation) ou un jade (pour mieux calmer les émotions).

1. Dans un endroit calme, installez-vous confortablement. Prenez le temps de calmer votre esprit en vous concentrant sur de grandes et profondes inspirations et expirations.
2. Prenez ensuite votre pierre dans les mains et placez vos mains au niveau du cœur.
3. Concentrez-vous sur les énergies vibrantes de la pierre, et imaginez-les comme des vagues au bord d'un océan, vision de calme et de tranquillité.
4. Imaginez ces vagues de plus en plus puissantes émaner de vos mains, puis atteindre votre cœur et enfin tout votre être. À chaque passage, ces vagues apaisent vos émotions et dissolvent la négativité petit à petit jusqu'à la faire disparaître.
5. Prenez le temps qu'il faut avant de revenir à l'instant présent.

Chapitre 6

Programme de nuit : mieux dormir avec les pierres

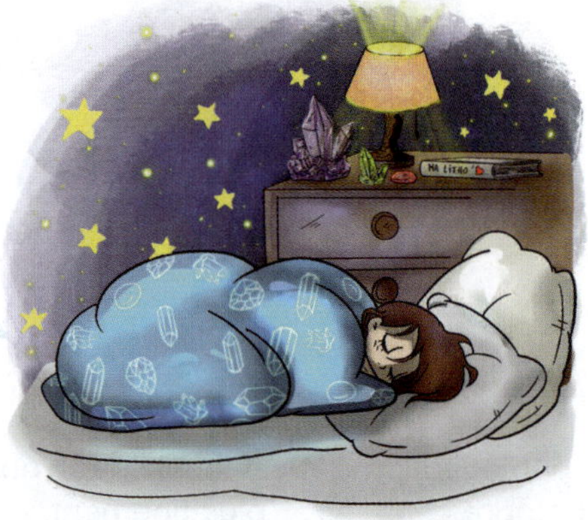

Le sommeil est une petite chose fragile qui peut être facilement perturbée par un changement d'habitude et/ou de lieu. Une première nuit dans un environnement inconnu et voilà qu'on se réveille avec des cernes jusqu'aux joues. Alors dégainez vos pierres, car à chaque problème sa solution !

Mode d'emploi des insomnies

Le sommeil peut être détraqué par de nombreuses causes : le stress, le trop-plein d'émotions, un changement de rythme, des pensées en boucle, et je ne vous parle pas des décalages horaires... De multiples raisons peuvent vous faire passer une nuit blanche. Avant toute chose, cernez votre problématique pour utiliser la pierre la plus en adéquation avec votre situation.

Libérer le stress : lépidolite

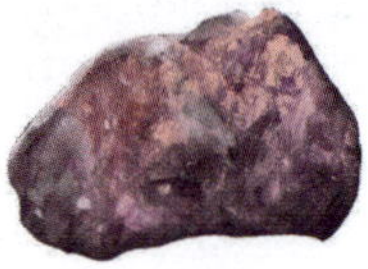

Le lâcher-prise est essentiel pour s'endormir. La lépidolite apaise et calme les pensées. Elle aide ainsi à libérer le stress sous-jacent à nos vies actives. Elle permet également d'ouvrir les perspectives lorsque l'on se sent coincé dans des situations compliquées.

Utilisation : vous pouvez utiliser une pierre roulée ou un bijou à garder sur vous toute la journée et à glisser sous l'oreiller le soir. De jolies sphères peuvent également être déposées sur votre table de nuit.

Détendre le corps : magnésite

La magnésite est une pierre très intéressante pour détendre son corps physique. La sensation de décontraction des muscles apporte une relaxation réelle au moment du coucher. Cette pierre agit sur vos sensations et vos émotions et vous permet d'être plus à l'écoute de vos besoins.

Utilisation : vous pouvez utiliser une pierre roulée, galet ou un bijou à garder sur vous toute la journée et à glisser sous l'oreiller durant la nuit.

Apaiser le mental et retrouver ses repères : cordiérite

La cordiérite a l'étonnante particularité de présenter deux couleurs (pléochroïsme). Elle agit ainsi sur deux domaines de votre vie : l'activité mentale par le bleu foncé et les repères physiques par le marron. C'est ainsi qu'elle peut apaiser le mental en vous connectant à vos sensations physiques. Ces dernières sont toujours de bonnes alliées quand on veut calmer notre excès d'énergie mentale.

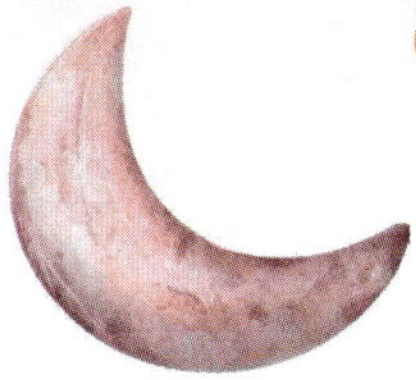

6 - Programme de nuit : mieux dormir avec les pierres

Utilisation : pierres roulées ou bijoux pourront vous accompagner durant la journée. Essayez de méditer avec votre cordiérite avant de vous coucher en vous concentrant sur vos sensations.

Améliorer les rêves : améthyste

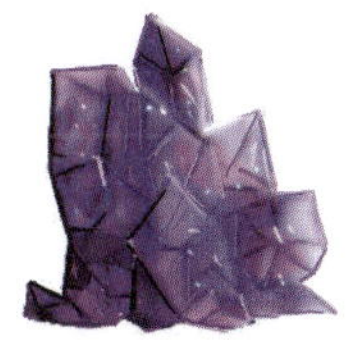

Si l'améthyste est souvent préconisée pour retrouver le sommeil, il faut préciser qu'elle améliore la qualité de vos rêves. Elle ouvre votre imaginaire et votre capacité à vous transporter dans le monde des songes. Vos rêves vous seront beaucoup plus clairs et plus précis à votre réveil. L'améthyste apporte également un calme et une douce énergie, parfaits pour les chambres à coucher.

Utilisation : déposez sur votre table de chevet une géode d'améthyste ou un morceau brut.

Lâcher prise sur vos peurs : jade néphrite

Les peurs sont parmi les pires ennemis du sommeil, elles nous plongent dans une énergie sombre et obsédante. Pour les calmer, le jade néphrite est idéal. Cette pierre apporte un soulagement et une sensation de détente qui permettent de relâcher les tensions et de libérer les peurs. Le jade met en lumière les idées qui vous apaisent et calme les pensées qui vous tirent vers le bas.

Utilisation : pierres roulées, galets et bijoux peuvent vous apporter du réconfort dans la journée. Ils vous aident également à lâcher prise sur vos angoisses durant la nuit quand vous les déposer sous l'oreiller.

Apporter de la douceur : sélénite

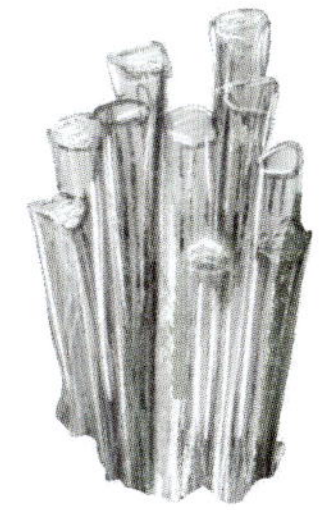

La sélénite vous transporte dans une bulle de douceur. Cette pierre blanche est liée aux archétypes de la lune et permet d'être plus à l'écoute de ses ressentis et de ses besoins. Apaisement et douceur sont au rendez-vous avec cette petite merveille de la nature.

Utilisation : procurez-vous un œuf ou une sphère en sélénite à placer sur votre table de chevet !

Zzz...

Exercices de respiration en 4-7-8

Les exercices de respiration peuvent être d'un grand secours quand le sommeil vous fuit.

Tirée du yoga, cette méthode a été développée par un professeur d'Harvard. Cet exercice est très simple et permet de détendre son corps en se concentrant sur sa respiration (et calmer ses pensées au passage).
Pour mettre toutes vos chances de votre côté, vous pouvez placer sous votre oreiller (voire garder dans votre main) une magnésite ou un jade néphrite.

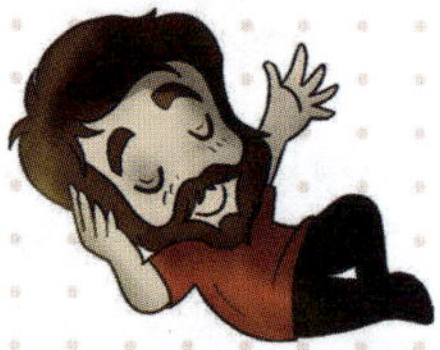

1. Dans un premier temps, allongez-vous dans la position la plus agréable possible.

2. Avec la langue au repos dans votre bouche qui touche légèrement le palais, expirez tout l'air de vos poumons. Puis inspirez doucement par le nez en comptant mentalement jusqu'à 4.

3. Retenez votre respiration en comptant jusqu'à 7.

4. Expirez l'air par la bouche (de manière bruyante si besoin, pensez à prévenir votre partenaire pour ne pas le surprendre) en comptant jusqu'à 8.

Vous pouvez répéter l'exercice 3 fois de suite (ou plus si besoin).

Visualiser des images positives

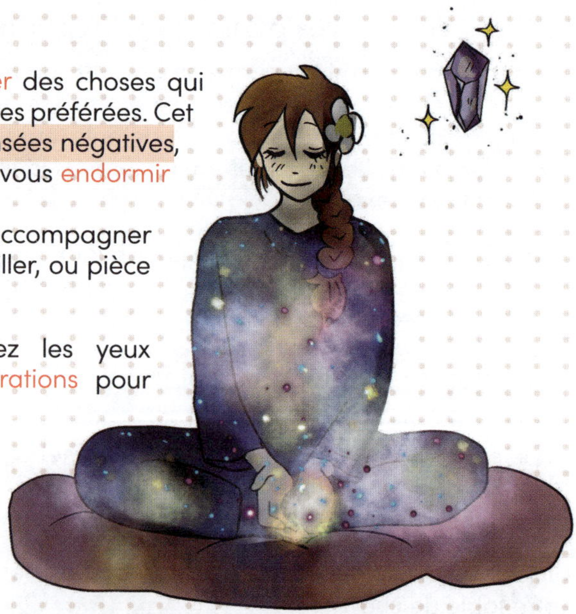

Une autre technique consiste à visualiser des choses qui vous apaisent. C'est l'une de mes techniques préférées. Cet exercice est excellent pour dévier vos pensées négatives, vos ruminations ou votre peur de ne pas vous endormir vers un autre sujet.
Pour celui-là, je vous conseille de vous accompagner d'une améthyste (pierre roulée sous l'oreiller, ou pièce plus grande sur votre table de nuit).

- Installez-vous confortablement, fermez les yeux et prenez une ou deux grandes inspirations pour détendre votre corps.
- Imaginez-vous dans un lieu qui vous a toujours fait rêver ou qui vous rassure : maison familiale, château, sous un arbre ou dans votre maison d'enfance.
- Commencez à imaginer que vous créez la décoration de ce lieu. Choisissez la couleur des murs, les rideaux, les meubles, positionnez les objets. Arrêtez-vous aux sensations que cela vous procure. Sentez sous vos doigts la texture des tissus, l'odeur des plantes, la brise de la fenêtre entrouverte. Tout est possible, alors imaginez toutes les choses positives qui vous procurent du bien-être dans cet environnement.
- Vous pouvez continuer l'exercice jusqu'au sommeil, ou en sortir et vous concentrer sur les sensations de votre corps.

Il existe de nombreuses autres méthodes pour retrouver le sommeil. N'hésitez pas à vous renseigner sur les méditations de pleine conscience, la cohérence cardiaque, ou vous faire aider par des professionnels (la sophrologie peut apporter d'excellents résultats par exemple).

6 - Programme de nuit : mieux dormir avec les pierres

Et si Yoda était un conseiller du sommeil ?

Vous avez demandé à Yoda de vous aider à mieux dormir, mais il semblerait qu'il mette votre sagesse à l'épreuve en glissant de fausses informations.

Barrez les commandements qui vous semblent faux pour retrouver ou garder un sommeil de qualité.

Boisson énergisante après 16 h, tu oublieras.	Une température dans la chambre au-dessus de 19 °C, tu garderas.
Sport moins de 2 h avant le coucher, tu banniras.	Écran dans la chambre, par la fenêtre tu jetteras.
Petite soirée alcoolisée entre amis, te détendra.	Ton rythme, tu écouteras.
Dormir pour maigrir, tu sauras.	Ta raclette du soir à dormir, t'aidera.
Ta tisane du soir, tu boiras	Un jeûne le soir, tu feras.

Contemplation d'un cristal

Un exercice que j'apprécie également tout particulièrement : contempler une pierre. En prenant le temps de regarder ses moindres aspects et en imaginant le nombre d'années qu'il a fallu à cette pierre pour se former, je me sens toujours toute petite et mes problèmes deviennent beaucoup moins importants à mes yeux.

Vos outils : une géode ou des cristaux naturels d'améthyste.
Prenez le temps de plonger votre regard dans la profondeur de chaque cristal. Observez les surfaces, la couleur, les inclusions.

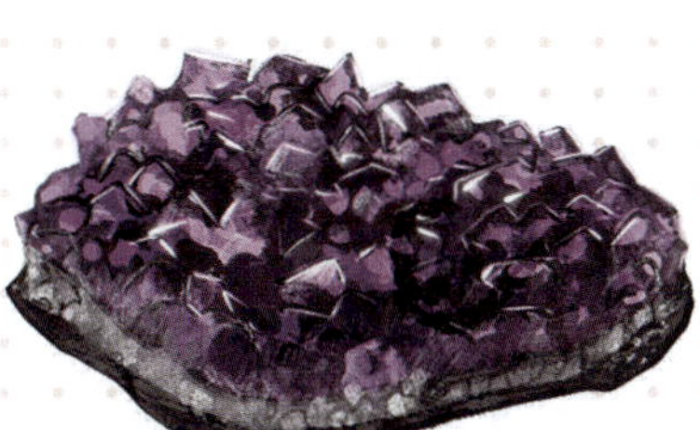

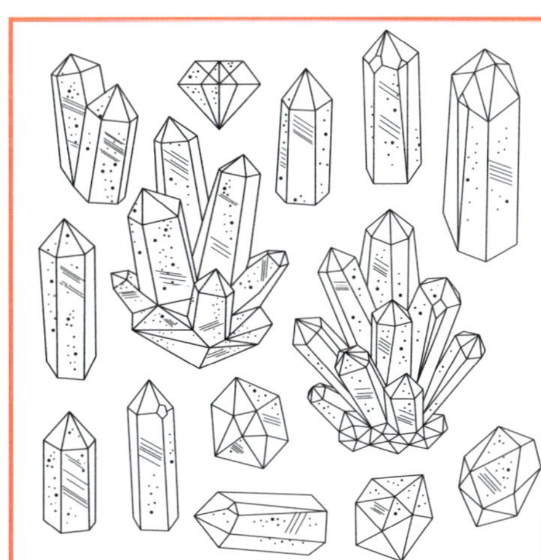

Vous pouvez aussi prendre le temps de colorier ce dessin !

Chapitre 7

Fleur de vie *vs* arbre de vie

Entre fleur de vie et arbre de vie, votre cœur balance ? Pas de panique, si ces deux symboles sont de plus en plus présents dans la sphère de la lithothérapie, nous allons voir ensemble quelles sont leurs histoires et les symboliques qui leurs sont associées afin que vous puissiez choisir la forme qui vous correspond le mieux.

La fleur de vie

Utilisée depuis des millénaires, la fleur de vie est considérée comme une **géométrie sacrée**. Elle est composée de dix-neuf cercles entrecroisés, le tout inscrit dans un vingtième cercle. La fleur de vie représente l'expansion de la vie au travers des différents cercles qui se superposent. Avec le New Age, l'auteur Drunvalo Melchizedek lui a attribué de nombreuses croyances spirituelles.

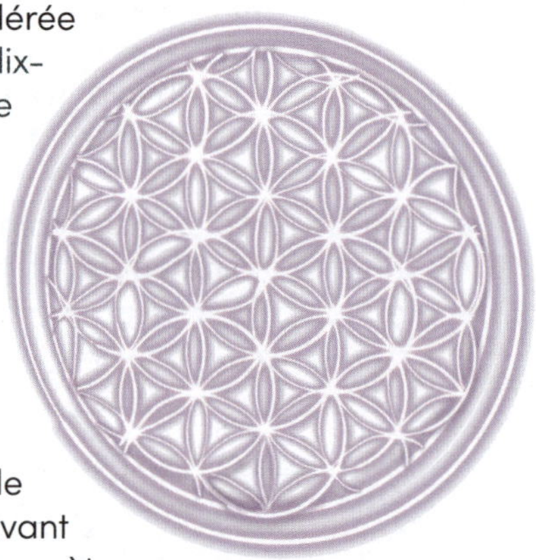

La fleur de vie serait une représentation de toute forme de vie sur Terre, et un modèle de **l'univers**. Au centre d'un très grand engouement depuis plusieurs dizaines d'années, la fleur de vie est présente dans l'ensemble des pratiques énergétiques et ésotériques. Il est dorénavant difficile de faire la part des choses entre énergie concrète émanant de cette géométrie et un égrégore puissant produit par les croyances humaines (énergies émises par de nombreuses personnes qui créent une énergie autour de l'objet).

Il est à noter que ces proportions sont très intéressantes et l'on retrouve à plusieurs reprises le nombre d'or et la suite de Fibonacci.

Symbolique et utilisation

Les symboliques de la fleur de vie sont liées à l'expansion de la vie. Étant considérée comme l'une des formes parfaites de l'univers, elle se voit attribuer de nombreux bienfaits : stabilité, unité, dynamise la circulation énergétique.

La fleur de vie et les pierres

Le rôle de la fleur de vie en lithothérapie est principalement un rôle d'entretien énergétique des pierres. On lui prête des vertus de purification et de rechargement des minéraux. Certes, cette onde de forme agit sur le rechargement des pierres, mais je vous conseillerais de privilégier les éléments naturels, surtout pour la purification (eau, sel, encens).

Ce symbole est également gravé ou peint sur certains minéraux afin de les imprégner de la symbolique de la fleur de vie. En ajoutant cette dimension de vie et d'expansion aux propriétés de la pierre, la fleur de vie ajoute une couche supplémentaire d'information. Mon conseil pour l'apprentissage des énergies : privilégiez d'abord les énergies seules des pierres et évitez l'amalgame des deux propriétés.

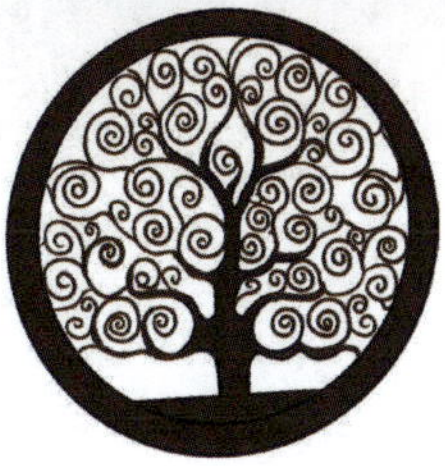

7 - Fleur de vie *vs* arbre de vie

Arbre de vie

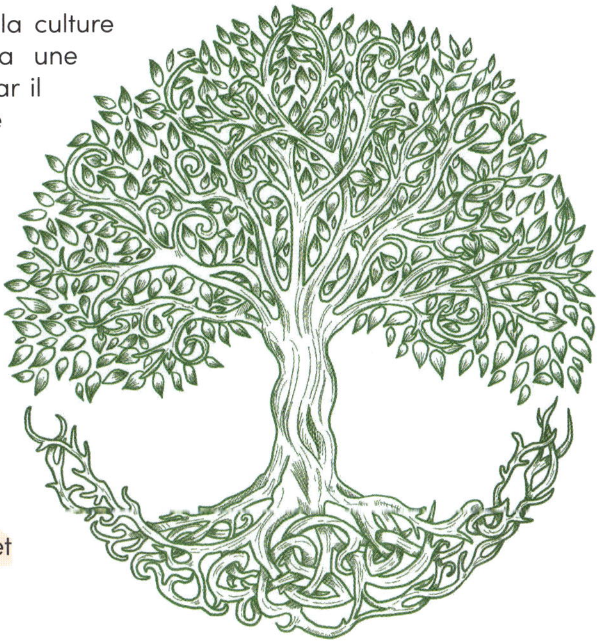

L'arbre de vie est sans doute relié à la culture celtique. Yggdrasil, l'Arbre Monde, a une importance cruciale chez les Celtes car il représente l'axe de l'univers. Après le chaos et l'abîme, le monde trouve enfin une forme et une structure au travers de ses branches, de son tronc et de ses racines. À l'image de l'univers, cet if regroupe à lui seul de nombreux êtres (dieux ou humains), concepts (vie et mort) ou encore actions (combat du chaos contre la vie).

L'arbre est également un symbole présent dans de nombreuses croyances, notamment dans la Bible avec l'arbre de la connaissance du bien et du mal.

Symbolique et utilisation

L'arbre représente une **force de vie**. Puisant une partie de son énergie dans la terre, son tronc et ses branches se tendent vers le ciel pour capter l'énergie de la lumière du soleil. C'est une représentation du lien entre les énergies terrestres de la terre et les énergies plus cosmiques et célestes du ciel.

L'arbre de vie est le symbole du cycle de la vie, dont les symboliques sont nombreuses : régénération, renaissance, épanouissement, sagesse.

L'arbre de vie et les pierres

De nombreux bijoux existent sous forme d'arbre de vie. Ils donnent une dynamique d'action aux pierres, permettant d'ajouter les symboliques de vie à l'énergie de la pierre. Un arbre de vie permet de se réaligner et de trouver un certain équilibre dans ses énergies. Les symboliques de cette forme aident à s'appuyer sur ses repères et ses forces intérieures pour déployer son énergie et sa vitalité au grand jour.

Le saviez-vous ?

Plus vous connaîtrez les symboliques d'une forme et plus vous bénéficierez de ses propriétés. Par exemple, si vous portez un arbre de vie en vous concentrant sur les symboliques d'alignement et de centrage, vous arriverez sans doute à prendre davantage conscience de votre force intérieure et d'éviter ainsi de vous perdre dans vos projets.

Saurez-vous reconnaître un égrégore ?

Un égrégore est un ensemble énergétique produit par une communauté autour d'une croyance commune. L'énergie émise par chaque sujet va nourrir une force énergétique plus ou moins grande. Dès que les personnes ne nourrissent plus l'égrégore par leurs croyances, celui-ci disparaît petit à petit.
Les égrégores sont présents non seulement dans la géométrie sacrée, mais également dans la pratique de la lithothérapie. De création humaine, les propriétés égrégoriques apportent de nouveaux attributs aux pierres.

→ Reliez les pierres à leurs symboliques égrégoriques.

Améthyste	o	o	Calme les douleurs dentaires
Ambre	o	o	Purifie et calme l'aura
Turquoise	o	o	Aide à calmer les excès d'alcool
Aqua aura	o	o	Protège les voyageurs

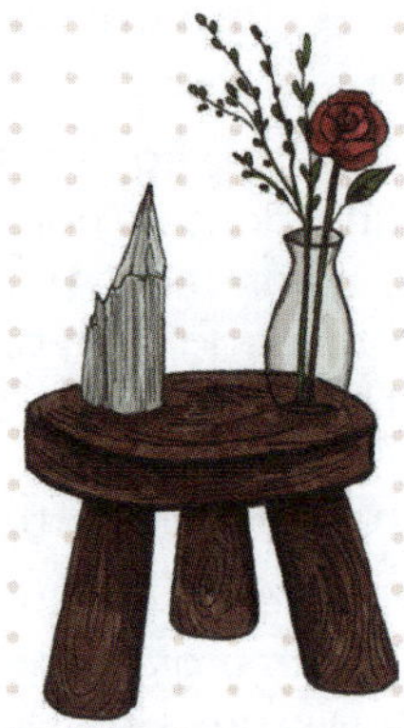

Vieux comme la pierre

Retrouvez les noms des civilisations, des religions ou des personnages qui sont reliés aux symboles de l'arbre de vie et de la fleur de vie.

→ Arbre de vie : **AR_ BY___T__** | **CE__E** | **CH_I____NIS_E** | **ÉG_____N** | **BOU___A**

→ Fleur de vie : **_GY_____** | **AS_Y____** | **L___ARD _E ___CI** | **C__NE** | **IN__**

Dessine-moi une fleur de vie

Reproduisez les étapes suivantes dans le cadre prévu à cet effet.
Méditez sur chacun de vos gestes et sur chaque tracé.

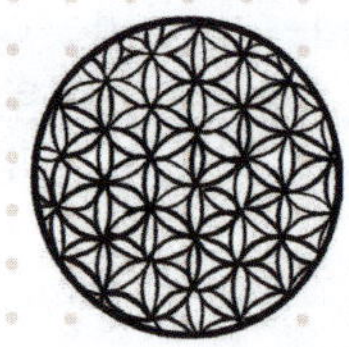

7 - Fleur de vie *vs* arbre de vie

Dans la feuille considérée comme un vide, créez un premier cercle, un premier espace délimité. Ce cercle représente une unité, un corps. De ce cercle, dessinez d'autres unités, toutes reliées entre elles par les centres des cercles précédents. Comme des cellules qui se développent, votre dessin représente une vie qui s'épanouit. Pour chaque cercle tracé, une nouvelle forme de vie vient compléter votre fleur et apporte une nouvelle possibilité d'expansion.

Cet exercice est créé pour vous aider à vous connecter aux symboliques liées à cette géométrie sacrée.

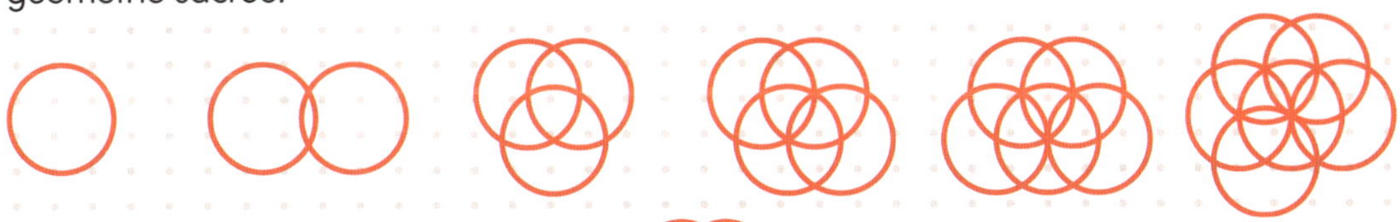

Chapitre 8

Un pendule qui vous veut du bien : un outil et un compagnon de parcours

Le pendule est généralement associé à la sorcellerie ou à un objet occulte que seuls certains initiés peuvent utiliser. Encore méconnu à l'heure actuelle, il a une réputation floue et ambiguë à cause des superstitions et des croyances qui lui collent à la peau. Alors, du balai les vieilles superstitions, je vous présente le pendule 2.0, prêt à trouver une place de choix dans votre sac à main branché.

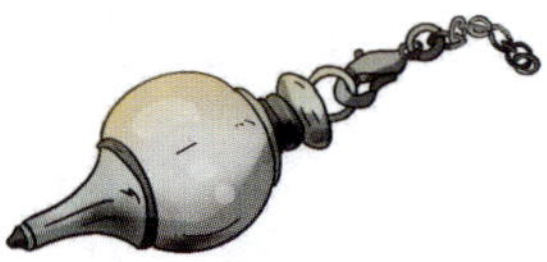

Un outil avant tout

Le pendule n'a rien de magique, il n'est pas lié à une spiritualité spécifique. Il est avant tout une extension de votre main qui va vous révéler vos propres ressentis. Comment ? Tout simplement en bougeant selon les micro-mouvements de votre corps. Vous allez ressentir les énergies et les messages qui vous entourent et faire bouger **inconsciemment** votre pendule pour répondre à vos propres questions.

Prenons un exemple concret : au dernier repas de famille, votre grand-tante sort son pendule pour questionner le sexe du futur enfant de votre cousine enceinte. Même si votre tante a des allures de sorcière, ce n'est pas pour autant qu'elle va avoir recours à des puissances de la nature pour répondre à cette question. Elle va simplement faire appel à son ressenti personnel pour faire bouger son pendule.

L'histoire du pendule est associée aux baguettes de sourciers, qui fonctionnent sur le même principe. On retrouve des traces de pendules très loin dans notre histoire, des Chinois aux Égyptiens. Les baguettes ou pendules étaient alors utilisés le plus souvent pour déterminer l'emplacement d'une source ou mesurer les forces telluriques avant une construction.

Si sa présence est ancienne, l'utilisation du pendule n'a trouvé un nom qu'au début du XXe siècle grâce à deux abbés, cette pratique s'appelle dorénavant la **radiesthésie**.

Les précautions

La plus grande précaution à prendre avec le pendule est l'entraînement nécessaire qu'il demande. Malgré certains discours, l'utilisation du pendule ne demande pas un don inné et tout un chacun peut l'utiliser, avec un peu d'assiduité et d'entraînement.

La deuxième précaution importante à garder en tête, c'est de ne pas prendre les informations recueillies pour une vérité absolue. Ce sont d'une part des informations liées à vos propres ressentis, et qui peuvent donc présenter des failles ou des erreurs. D'autre part, malgré vos efforts, vous aurez parfois du mal à vous couper complètement de votre mental, l'orientation des réponses doit donc être une possibilité à prendre en compte.

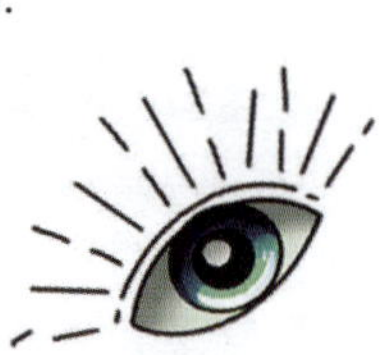

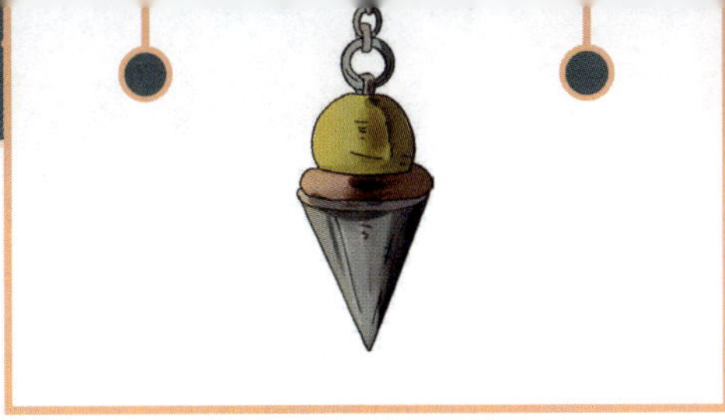

8 - Un pendule qui vous veut du bien : un outil et un compagnon de parcours

Le rôle du pendule en lithothérapie

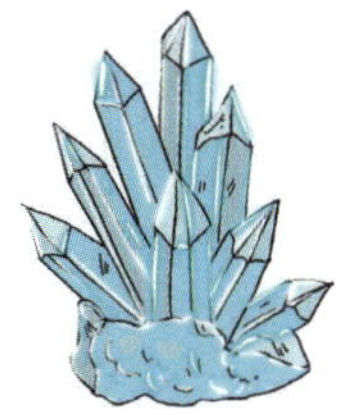

Le pendule est très souvent utilisé dans le monde des pierres. Il permet de mesurer le taux énergétique d'une pierre, de savoir si celle-ci a besoin d'être purifiée ou rechargée, ou encore de choisir une pierre qui correspond à un besoin particulier. Pour les praticiens, c'est également un excellent outil pour recueillir des informations essentielles sur l'état énergétique de leur consultant.

Choisir son pendule

Le choix d'un pendule est une question récurrente. Quelle forme ? Quel matériau ? Ou encore quel symbole choisir parmi la quantité importante de pendules sur le marché. Pour choisir au mieux un pendule, il est préférable de le tester. Mieux il réagira à vos questions et plus il vous conviendra.

Lorsque qu'il est impossible de le tester, voici quelques conseils :

- Le choix du matériau. Pour une première utilisation, privilégiez le métal qui garantit un grand taux de réponses grâce à son poids. Un pendule en pierre peut également bien réagir, cependant attention à prendre en compte les propriétés des pierres. Le bois, léger, est un pendule plutôt réservé aux personnes qui ont déjà pratiqué la radiesthésie.

- La forme dépend de votre goût. Même si de nombreux discours mettent en valeur certaines formes, n'hésitez pas à prendre des pendules aux formes classiques (goutte) pour une utilisation universelle.

- Les symboles sont également une question de goût. Fleur de vie, sept chakras, arbre de vie peuvent orner votre pendule tant que cela vous correspond et vous parle.

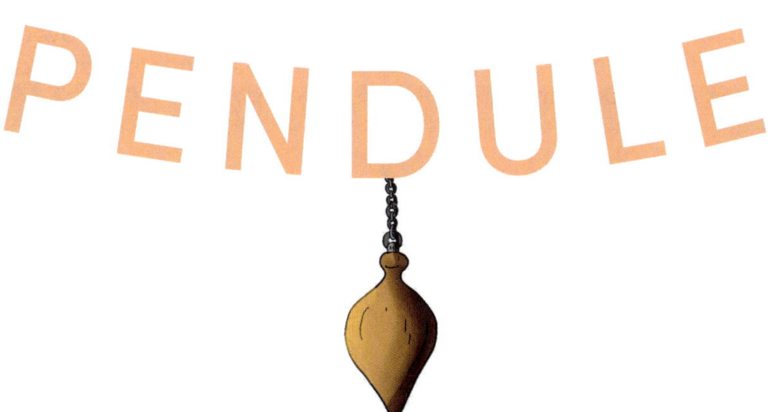

La simplicité est la meilleure des alliées

Avant de déterminer vos conventions, gardez en tête que vous souhaitez mettre en avant un mouvement simple (soit un balancement d'avant en arrière ou de gauche à droite, soit un mouvement circulaire dans le sens des aiguilles d'une montre, ou dans le sens inverse des aiguilles d'une montre). D'autres mouvements existent, mais il est préférable pour une utilisation simple du pendule de rester à ces quatre mouvements principaux.

Les conventions, késako ?

Avant de prendre en main un pendule pour la première fois, il est bon de procéder à une étape essentielle de la pratique de la radiesthésie : la mise en place de vos conventions.

Les conventions sont une sorte de contrat que vous passez avec votre pendule pour déterminer la signification de ses mouvements. Car sans convention, vous ne saurez pas quel mouvement veut dire « oui », quel mouvement veut dire « non », ou encore quel mouvement veut dire « je ne sais pas ».

→ Je vous propose donc un petit exercice pour mettre en place vos conventions de manière simple si vous n'avez jamais pratiqué, ou pour les confirmer si vous êtes un pratiquant plus aguerri.

Asseyez-vous dans un endroit calme, laissez pendre votre pendule et attendez qu'il se stabilise. Posez alors une question fermée à laquelle la réponse sera forcément OUI. Prenez le temps de bien vous concentrer sur la question et d'attendre que votre pendule effectue un mouvement. Après chaque question, attendez que votre pendule cesse de bouger avant de passer à la question suivante.

→ Voici quelques exemples de questions :

Est-ce que je m'appelle ... ? Ai-je ... ans ? Ma mère s'appelle-t-elle ... ?

- Essayez de remarquer si un mouvement se démarque des autres dans sa récurrence. Si oui, recommencez l'exercice jusqu'à ce que votre pendule réponde par le même mouvement à chaque question. Celui-ci déterminera votre « oui ».
- Recommencez cet exercice cette fois pour le « non », toujours avec des question fermées où la réponse est forcément NON.
- Enfin, finissez par déterminer le mouvement pour le « je ne sais pas », avec des réponses qui vous sont inconnues. Prenez des sujets vastes et universels pour vous éviter de répondre inconsciemment à cette question par un « oui » ou un « non ».

Le vrai /faux du pendule

Barrez les réponses qui vous semblent incorrectes.

C'est le pendule qui vous choisit.	Un pendule ne se purifie pas.	La relation avec un pendule est intime.	Il faut une connaissance approfondie avant d'utiliser un pendule.	Un pendule peut s'abîmer en cas d'activités trop intenses.

8 - Un pendule qui vous veut du bien : un outil et un compagnon de parcours

Mots cachés

Retrouvez dans la grille les termes liés de près ou de loin au pendule.

I	D	B	R	I	O	F	I	V	B	W	Z	W	F
A	J	C	O	E	I	R	R	K	W	U	N	L	M
M	W	Q	Z	U	S	P	O	S	D	E	D	I	P
B	O	V	I	S	L	D	G	O	D	M	X	T	C
S	S	D	É	V	T	Y	É	U	M	K	A	H	H
C	N	I	N	N	O	V	O	R	T	Z	M	O	A
X	P	V	E	O	U	C	B	C	N	A	Q	T	K
O	E	I	R	P	R	A	I	E	O	U	P	H	R
K	H	N	G	F	N	D	O	L	H	R	I	É	A
V	A	A	I	O	E	R	L	L	Y	A	G	R	B
E	K	T	E	W	S	A	O	E	N	Z	R	A	E
M	Q	I	Z	N	O	N	G	R	P	E	X	P	J
P	E	O	S	X	L	C	I	I	R	U	Y	I	Y
Z	X	N	V	U	R	I	E	E	S	W	J	E	E

AURA
BOULY
BOVIS
CADRAN
CHAKRA
DIVINATION
ÉNERGIE
GÉOBIOLOGIE
LITHOTHÉRAPIE
SOURCELLERIE
TOURNESOL

Faites parler vos ressentis

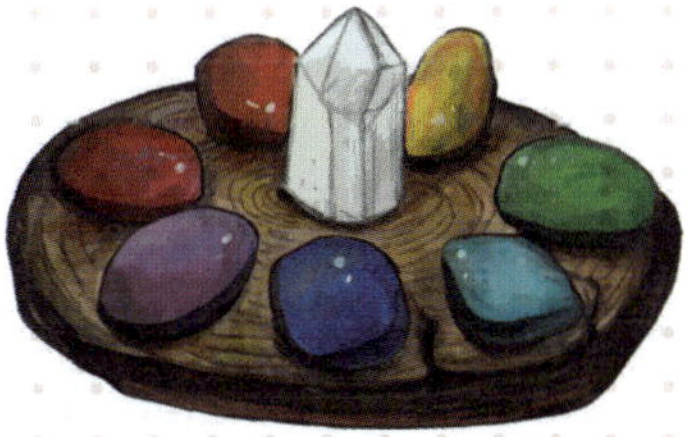

Entraînez-vous avec votre pendule sur vos pierres. Choisissez quelques pierres à placer devant vous sur une table. Concentrez-vous quelques instants, puis amusez-vous à vous entraîner avec votre pendule.

Comme de nombreuses possibilités existent, voici quelques pistes :

- Essayez de faire le tour de votre pierre avec votre pendule en ressentant son aura. Elle se situe à quelques centimètres de la pierre, suit ses contours et possède une densité légèrement plus forte que son environnement. Faites balancer votre pendule en avançant tout doucement vers la pierre. Avec un peu d'entraînement, vous ressentirez une résistance. Vous pouvez ainsi vous entraîner sur différentes formes (pointe, cube, pyramide) pour tester vos **ressentis**.
- Demandez à votre pendule si les propriétés de la pierre sont bénéfiques pour vous.
- Cachez vos pierres sous des gobelets, mélangez les gobelets comme le bonneteau et essayez de deviner quelle pierre se trouve sous le gobelet grâce à votre pendule.
- Demandez à votre pendule de vous indiquer si vos pierres ont besoin de purification.

Chapitre 9

Alliance de couleurs, arc-en-ciel minéral

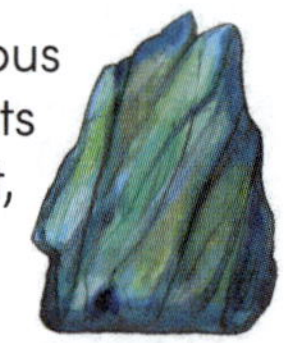

En observant certains minéraux aux superbes dégradés de couleurs, vous vous êtes sans doute déjà demandé comment la nature pouvait créer des objets aussi incroyables. Qu'il s'agisse de couleurs complémentaires qui se côtoient, ou de superbes dégradés, le monde minéral nous en met plein les yeux.

Des couleurs et des minéraux

Vos cours de physique-chimie du lycée vous ont laissé quelques séquelles ? Dites-vous que ce n'était rien comparé aux connaissances qu'il faut acquérir pour comprendre tous les mécanismes liés aux couleurs de minéraux. Mais rassurez-vous, je vous propose une version très allégée de ces connaissances pour que vous puissiez les comprendre et les apprécier en douceur.

La couleur est une question de lumière. Sans elle, vous pourriez passer votre vie parmi les plus beaux minéraux du monde sans jamais profiter de leur beauté.
La couleur des mineraux, résultat de la réfraction de la lumière, se crée selon différents critères.

La structure du minéral

• La couleur peut dépendre d'une grande quantité d'atomes ou d'ions colorisant présents dans le minéral.
Exemple : jaspe, malachite

• Certains corps étrangers ou impuretés peuvent colorer des minéraux dont la couleur de base est incolore.
Exemple : fluorite, diamant de couleur

• La présence d'inclusion d'un autre minéral à l'intérieur d'une pierre peut donner une teinte particulière.
Exemple : quartz rutile, quartz tourmaliné

Un élément extérieur

• Un défaut de structure dû à des radiations (naturelles ou artificielles) peut produire une anomalie en expulsant certains électrons de leurs atomes. Ces électrons vont absorber une partie du spectre lumineux, créant des centres colorés.
Exemple : amétrine, tourmaline, certaines fluorites

La réfraction de la lumière sur sa structure

• La couleur peut provenir d'un phénomène optique de la lumière sur la pierre. La lumière se réfracte au contact de la pierre pour nous donner des couleurs, des reflets ou des irridescences.
Exemple : opale (dans laquelle des microbilles de silice sont responsables de la réfraction de la lumière), labradorite (ce sont les superpositions des lamelles qui créent cet effet d'irisation), agate de feu, ammolite...

9 - Alliance de couleurs, arc-en-ciel minéral

• La présence de deux couleurs dans un seul minéral peut également s'expliquer par la fusion de deux minéraux. Nous retrouvons ainsi des mélanges audacieux de couleurs complémentaires (zoïsite à rubis, fuschite à rubis) ou des mélanges de couleurs incroyables mais vrais (cornaline orange et opale verte, stichtite violette sur serpentine verte).

Influence des différentes couleurs

Une pierre qui présente plusieurs couleurs produit la combinaison énergétique de ces couleurs. **L'alliance** des propriétés permet de créer un mélange unique qui peut agir sur différents domaines de votre vie. À noter que plus le nombre de couleurs est important (par exemple dans la fluorite arc-en-ciel) et plus les propriétés sont nombreuses. Votre corps, en présence de multiples informations, aura tendance à moins bien assimiler ces informations. Forts de cette constatation, je vous recommande de privilégier des pierres qui ne comptent pas plus de trois couleurs prédominantes pour un travail énergétique efficace (une labradorite dont les reflets sont majoritairement bleus par exemple).

Zoom sur la tourmaline melon d'eau

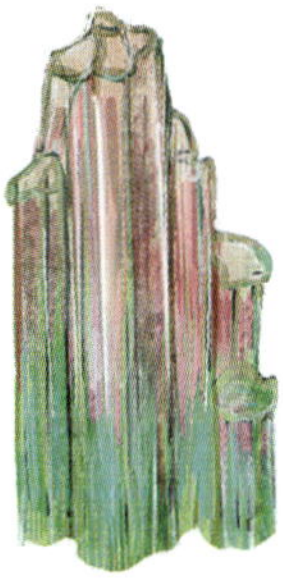

La tourmaline melon d'eau est l'une des pierres dont la beauté fait l'unanimité. Avec la présence de deux couleurs, rose et vert, cette tourmaline peut soit présenter un centre rose entouré de vert, soit un centre vert entouré de rose. Ses **propriétés énergétiques** la rattachent au chakra du cœur et à la sphère des sentiments. Elle apporte la douceur du rose et la guérison du vert pour calmer les tensions et les déséquilibres du cœur. Ainsi, elle permet de s'investir non seulement dans ses relations, mais également de bâtir une œuvre en cohérence avec son cœur.

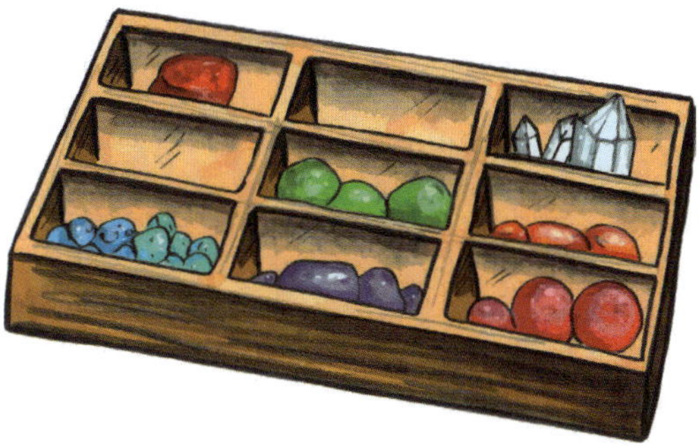

Attention aux fausses pierres

De nombreuses imitations sont présentes sur le marché. Les reflets arc-en-ciel spectaculaires et flashy sur des pierres achetées pour une poignée d'euros sont des créations artificielles.

Voici une liste de quelques minéraux malheureusement très souvent falsifiés : bismuth aux formes parfaites, agate teintée, quartz aqua aura (ou angel aura) et tous autres minéraux dont l'arc-en-ciel est uniforme et trop coloré.

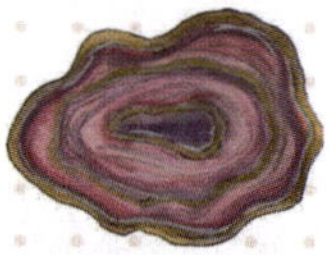

Deux sœurs (presque) jumelles

Saurez-vous relier les définitions à ces deux pierres ? Petit piège, deux définitions appartiennent aux deux pierres.

	○ Aller chercher au fond de soi des qualités de dévouement
	○ Rose entouré de vert clair
Zoïsite à rubis ○	○ Ouverture du cœur en toute sincérité
	○ Passion des sentiments
	○ Aide à aller de l'avant en cas de blessures émotionnelles
Fuchsite à rubis ○	○ Enthousiasme, joie et générosité
	○ Harmonie et équilibre du cœur
	○ Apprendre à écouter son cœur et ses envies
	○ Pousse à s'investir dans des projets engagés
Les deux ○	○ Éclairer ses sentiments d'une lumière nouvelle
	○ Vert soutenu avec des zones noires
	○ Entreprendre une activité ou un travail qui nous correspond

9 - Alliance de couleurs, arc-en-ciel minéral

R.P.A. (Réunion des Pierres Anonymes)

Retrouvez le nom des pierres correspondant au discours de présentation.

Tourmaline melon d'eau	o	o	« Nous ne nous mélangeons pas avec n'importe qui ! De vert et de violet, notre apparence est unique et nous refusons d'être présents dans n'importe quelle boutique. Grâce à nous, vous aurez la chance de mieux assimiler les remises en question sur votre vision de la vie. »
Fluorite arc-en-ciel	o	o	« Montagnard et originaire de l'Himalaya, je fais quelques apparitions par-ci par-là selon mes envies. Mon apparence est peu commune, et l'on ne peut pas me confondre avec un autre minéral. Avec moi, vous pourrez communiquer vos opinions de manière calme et posée. Je vous aiderai à formuler vos pensées afin de les offrir au monde. »
Stichtite/ Serpentine	o	o	« Timide, je garde une place en seconde position sur les stands de minéraux. Avec ma couleur vert pistache et mes pointes de couleurs rose orangé, je suis une pierre douce qui vous permet de prendre conscience de ce qui vous parle et de ce qui vous fait vibrer. »
Opale noble	o	o	« Je suis sans doute la plus belle parmi les plus belles. Ma réputation a fait le tour du monde, et j'ai d'ailleurs des résidences au Brésil, à Madagascar ou encore en Afghanistan. Belle au naturel, on aime présenter des petites parties de moi pour en faire ressortir mes couleurs et mes formes. »
Unakite	o	o	« J'accompagne le cœur des hommes depuis des siècles. Malgré ma grande famille qui vient d'un peu partout dans le monde (Pérou, Madagascar), je privilégie mes villégiatures en Australie ou en Éthiopie. Ma beauté se révèle sous la lumière, où je brille de mille feux. Laissez-moi vous accompagner de mes énergies pour vous ouvrir au monde. »
Jaspe K2	o	o	« Pétillante, je suis l'une des stars des collectionneurs. Même si ces derniers me préfèrent en une seule teinte, je peux dévoiler tout un dégradé de couleurs que je suis la seule à maîtriser. Mais quand il faut travailler, je suis sérieuse et sais cadrer les troupes ! »

Chapitre 10

Le passé est derrière vous : cicatrisez vos blessures émotionnelles

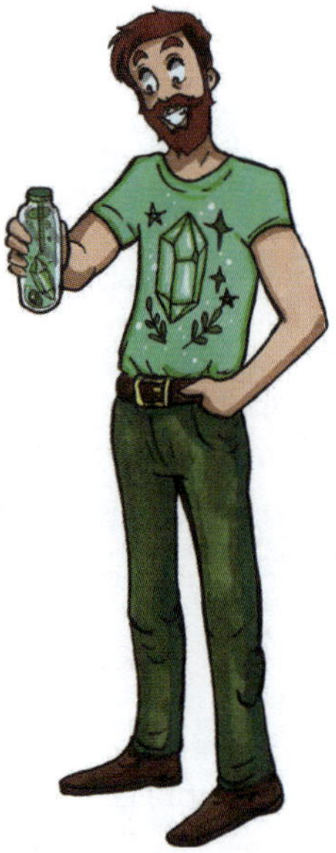

Rupture, déception, échec, chacun a son petit ballot émotionnel plus ou moins lourd à transporter avec lui. Si certains ont un petit sac, d'autres se trimballent une valise sans roulettes remplie de briques à traîner tout au long de leur vie. L'image prête à sourire mais les **blessures émotionnelles** n'en restent pas moins de véritables freins à l'épanouissement. Et si les pierres vous simplifiaient le voyage pour vous délester de vos fardeaux émotionnels ?

Un cheminement en plusieurs étapes

La **guérison émotionnelle** est un voyage dont il faut respecter les étapes. Comme pour tout travail de développement personnel, rien n'est magique et les cicatrisations prennent du temps. Car malgré la douleur de vos blessures, elles vous sont familières et réconfortantes dans une certaine mesure. Les laisser derrière vous n'est pas chose facile. Et pourtant, ce travail est nécessaire pour pouvoir avancer d'un pas plus léger dans la vie. Les pierres peuvent alors être de précieuses alliées pour vous accompagner dans ce périple.

Première étape : s'arrêter quelques instants pour faire le bilan de ses peines avec le cristal de roche

Prendre le temps de réfléchir aux blessures qui vous sont encore douloureuses, voilà le premier pas vers la guérison. Lorsque vous avez l'impression d'être dans un flou ou un **brouillard émotionnel**, ou lorsque les mots sont insuffisants pour exprimer l'ampleur de votre mal-être, vous pouvez utiliser les énergies du cristal de roche pour mettre de la lumière sur vos émotions. Le cristal de roche amplifie les énergies, ce qui vous permettra de révéler vos émotions avec naturel et sans forcer. Pour cela, vous pouvez effectuer l'exercice quotidiennement autant de temps qu'il vous paraîtra nécessaire.

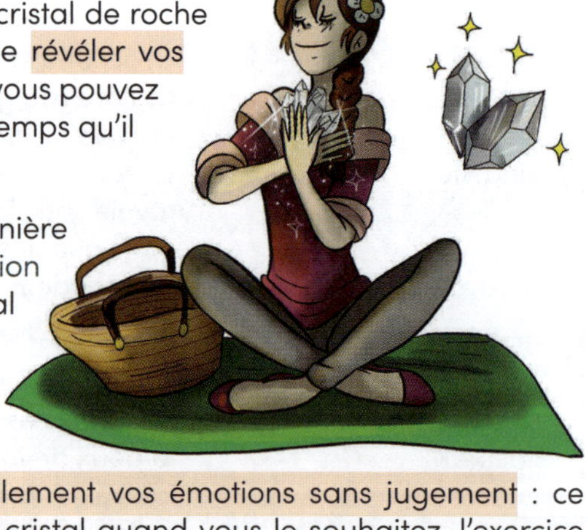

Dans un endroit calme, allongez-vous de manière confortable, concentrez-vous sur votre respiration et, après quelques minutes, déposez un cristal de roche au niveau de votre chakra du cœur. Restez à l'écoute de votre corps (sensations physiques), de votre état émotionnel (sentiments, émotions) et de votre mental (idées, pensées, images). Laissez sortir naturellement vos émotions sans jugement : ce moment est pour vous. Vous pouvez enlever le cristal quand vous le souhaitez, l'exercice pouvant durer de cinq à trente minutes.

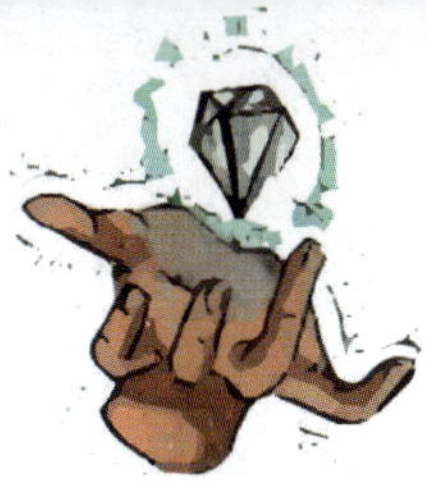

10 - Le passé est derrière vous : cicatrisez vos blessures émotionnelles

Mon conseil : inscrivez dans un carnet les émotions, les images, les sensations corporelles qui surgissent au cours de cet exercice. Vous aurez ainsi un suivi de votre état émotionnel sur le long terme.

Deuxième étape : accepter les situations avec l'amazonite

L'acceptation est une étape clé pour guérir ses blessures. En lâchant prise sur la situation et sur votre besoin de contrôle, vous ouvrez la porte à de nouvelles réalisations, à de nouveaux espoirs et tout simplement à la vie.

L'amazonite est idéale pour vous aider à accepter la situation et faire le deuil d'un passé révolu. Elle apaise les tensions et jugements internes pour apporter une bouffée d'un air frais dans votre vie.

Mon conseil : l'utilisation la plus efficace reste le pendentif en amazonite que vous pouvez porter quotidiennement au niveau du chakra du cœur.

Troisième étape : cicatriser pour poursuivre son cheminement de vie avec la rhodonite

Chaque **expérience de vie** vous donne une leçon ou laisse une empreinte en vous. Renier certaines douleurs, c'est tirer cette maudite valise derrière vous et vous épuiser à avancer. Acceptez et intégrez vos peines car elles font partie de vous et de votre parcours. Ainsi, vous transformerez votre valise en un sac à main et laisserez les briques sur le quai de la gare.

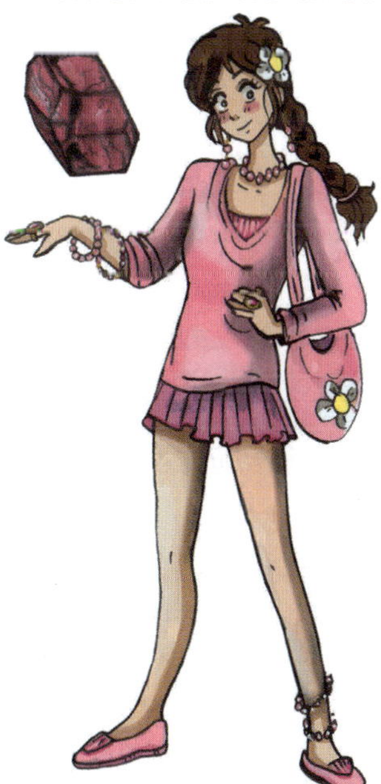

La rhodonite vous aidera à calmer votre cœur et lui apportera le soutien dont il a besoin pour tourner la page. Pierre qui réveille l'amour de soi sans jugement, elle est idéale pour apporter du baume aux cœurs meurtris. À l'instar de l'amazonite, la rhodonite agit sur le chakra du cœur et sera d'autant plus puissante si elle est proche de votre poitrine.

Mon conseil : vous pouvez également vous accompagner de la rhodonite durant vos méditations pour calmer vos maux.

Conjuguer sentiment au passé, présent et futur

Retrouvez le nom d'une pierre rose ou verte qui pourrait aider dans la situation traversée.

1. Je suis avec mon amoureux et je souhaite profiter de chaque seconde.

__A___ _O_E

2. De vieilles blessures de rejet me poursuivent et m'empêchent de m'épanouir pleinement. Je souhaite un soutien pour aller de l'avant.

RH____I__

3. J'aimerais préserver mes principes et mes valeurs au sein de mon travail.

VÉ__VI___T_

4. J'ai toujours suivi l'avis des autres concernant ma vie affective, je souhaite enfin me connecter à mon cœur et écouter sa voix. Je suis unique et personne ne peut me dicter ce que je dois aimer ou non.

K__Z__E

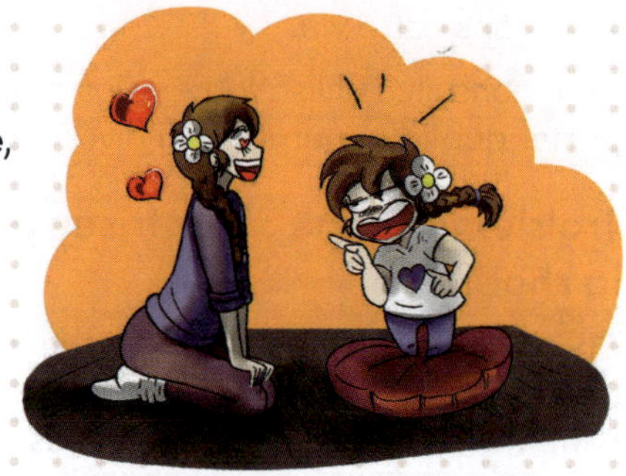

5. Après avoir connu une grosse déception amoureuse, je souhaite à nouveau rencontrer des personnes et m'ouvrir au monde.

M_L_A__T_

6. Après plusieurs désillusions, j'aimerais retrouver la confiance et l'espoir dans les personnes qui m'entourent.

PÉ___OT

Douche et lâcher-prise

Certains outils sont assez merveilleux pour lâcher prise sur les émotions trop chargées. Il en est ainsi avec l'exercice de la **douche énergétique** qui peut être utilisé dans n'importe quelles circonstances et dans tous lieux.

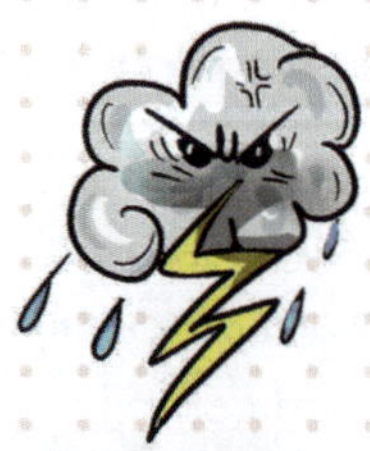

La douche énergétique permet d'apporter de la légèreté et du calme dans la sphère de vos sentiments. Pour cela, vous n'aurez pas besoin d'outil mais simplement de vous concentrer sur une visualisation pendant quelques minutes.

Situations appropriées : après une dispute, l'annonce d'une mauvaise nouvelle, une journée maussade, une tristesse récurrente, une fatigue ou une détresse émotionnelle...

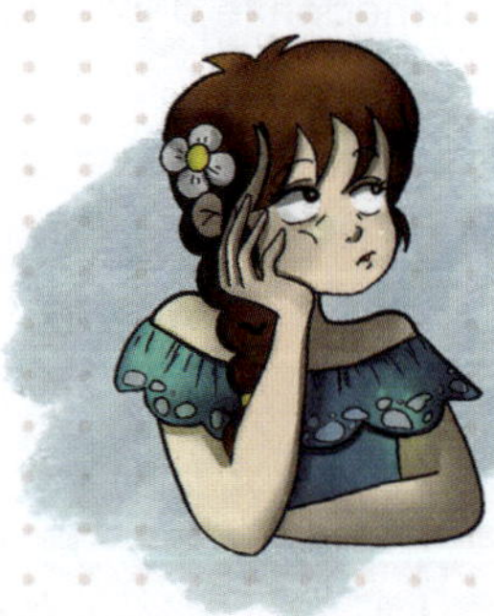

La douche aide à calmer : les sensations de lourdeur, les émotions qui prennent le dessus, une oppression au niveau du chakra du cœur ou du plexus, des difficultés à prendre du recul sur les sentiments, ou permet tout simplement de laisser couler toutes les empreintes énergétiques trop chargées.

10 - Le passé est derrière vous : cicatrisez vos blessures émotionnelles

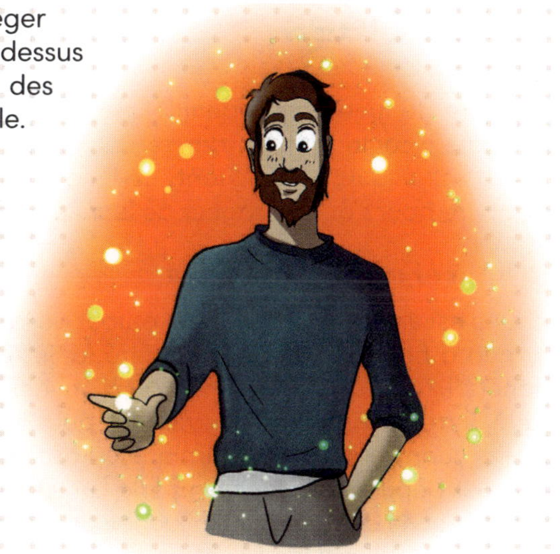

Fermez les yeux quelques instants et concentrez-vous sur votre corps et vos sensations physiques.

Après quelques minutes, imaginez un léger nuage de lumière dorée qui tourbillonne au-dessus de votre tête. Ce nuage se met à pleuvoir des gouttes de lumière telle une douche tropicale. Cette lumière coule le long de votre corps, de votre tête jusqu'à vos pieds, dissout les lourdeurs et les laisse s'écouler dans la terre. Plus cette lumière coule sur vous, plus vous sentez les lourdeurs disparaître. Votre nuque se décontracte, vos épaules se détendent, votre dos se relâche, toutes les lourdeurs s'échappent de votre corps et vous permettent de respirer plus librement.

Vous pouvez ouvrir les yeux dès que vous le souhaitez.

S.O.S. cœur brisé

Retrouvez les noms de pierres pouvant vous aider dans le processus de guérison émotionnelle. Attention, les pierres citées ici ne sont pas toutes reliées au chakra du cœur.

Y	P	Q	R	W	S	E	M	W	Q	B	E	C	C
H	D	R	A	L	J	M	A	M	P	O	Q	C	H
P	L	A	B	R	A	D	O	R	I	T	E	B	R
F	A	P	E	P	S	V	K	Q	S	G	G	L	Y
K	V	I	U	Z	H	V	R	L	W	H	N	E	S
D	D	J	D	E	K	C	L	G	O	U	O	P	O
V	H	X	A	H	G	L	Q	B	L	G	H	I	P
V	E	N	D	D	U	W	P	Z	B	O	N	D	R
O	U	S	E	L	E	N	I	T	E	C	E	O	A
X	H	R	T	U	X	S	D	H	Q	A	V	L	S
X	L	R	B	Q	B	X	H	Q	D	B	L	I	E
B	O	I	S	F	O	S	S	I	L	E	L	T	Q
P	I	E	R	R	E	D	E	L	U	N	E	E	P
Q	U	W	Y	I	I	B	V	J	V	T	L	Y	X

BOIS FOSSILE
CHRYSOPRASE
JADE
LABRADORITE
LÉPIDOLITE
PIERRE DE LUNE
SÉLÉNITE

Chapitre 11

Team Lune et les pierres qui lui sont associées

Croissant de lune en pendentif, lune en breloque ou motif d'aquarelle, la lune est l'une des stars incontournables des réseaux sociaux depuis quelques années. Au-delà de cet aspect esthétique, les croissants de lune renferment toute une **symbolique** qu'il est bon de connaître pour s'accompagner de leurs énergies.

La lune et ses symboliques

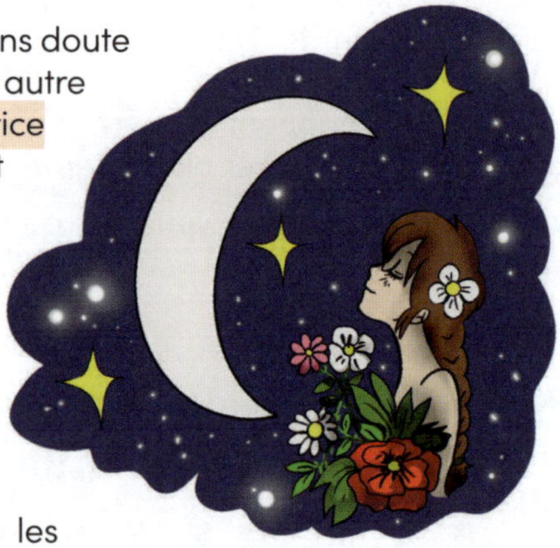

La lune est un satellite qui tourne autour de la Terre, sans doute formée à partir d'une collision entre la Terre et une autre planète il y a plus de quatre milliards d'années. Protectrice de la Terre, la Lune est son meilleur bouclier attirant à elle quantité d'objets cosmiques. Fascinant les hommes depuis la nuit des temps, la Lune est l'astre le plus proche de la Terre et influence par ses cycles les hommes (physiquement et émotionnellement) et leur environnement (marées et saisons). Sans elle, la vie sur notre planète serait tout à fait différente !

De nombreuses **symboliques féminines** sont associées à la Lune, notamment par l'analogie entre les cycles de cet astre et les cycles de la vie, la naissance/mort, les cycles féminins ou la fertilité.

Chez les Grecs, les trois formes de la Lune sont associées à trois déesses.

• La **pleine lune**, nommée Séléné, sœur d'Hélios le Soleil, parcourt le ciel avec son char argenté, c'est une lune complète et accomplie.

• Le **croissant de lune** est associé à Artémis, déesse de la Chasse et de la Nature sauvage, représentant l'étincelle de vie et le développement.

• Hécate complète cette trinité par le côté plus sombre des symboliques lunaires, avec la **nouvelle lune**. Fin d'un cycle ou renouveau, la nouvelle lune nous parle de tous les aspects enfouis et cachés en nous.

Les symboliques associées à la Lune sont entre autres : féminité, intuition, inconscient, fécondité, mystère, passivité, cycle, connaissance, réceptivité, imagination...

Les pierres et la Lune

L'association de la Lune et des pierres est un rapprochement naturel. Les pierres travaillant sur l'inconscient et l'intuition sont généralement des pierres d'un blanc laiteux pouvant faire référence à la **lumière lunaire.** Le symbole de la Lune sous forme de gravure ou de breloque peut être également être associé aux pierres pour augmenter les propriétés d'intuition et de réceptivité.

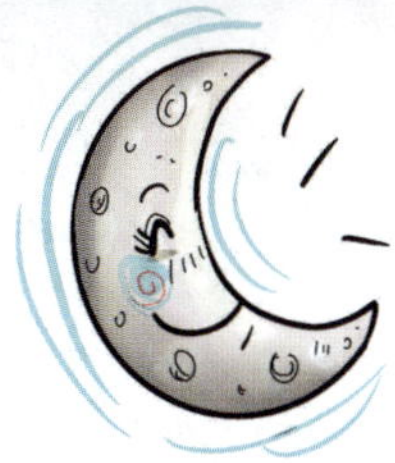

11 - Team Lune et les pierres qui lui sont associées

Quelques pierres

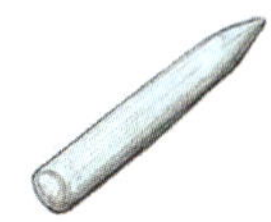

Sélénite : son nom est tiré du grec *selenitis*, en référence à la Lune et à la déesse Séléné. Son reflet est un rappel de la lumière lunaire. Ses propriétés permettent de prendre contact tout en douceur avec vous-même. Elle vous plonge au fond de vous pour éclairer de sa lumière opaline ce qui vibre avec votre énergie.

Pierre de lune : les pierres de lune portent bien leur nom au vu de leurs superbes reflets laiteux de surface. Selon leurs couleurs, elles mettront en avant ce qui parle à votre être et ce qui vous permet de répondre aux besoins de votre âme. Vous pouvez les utiliser lorsque vous souhaitez développer vos instincts.

Labradorite blanche : souvent confondue avec sa cousine la pierre de lune, la labradorite blanche vous invite à développer votre intuition et votre sensibilité. C'est votre réceptivité aux énergies du monde qui sera nourrie grâce à cette pierre. Elle vous permettra d'être plus à l'écoute des messages qui vous entourent.

Les pierres dans les cycles de la lune

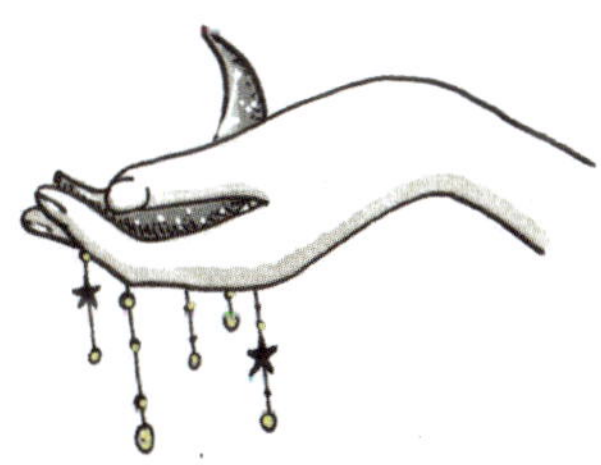

La Lune peut devenir une bonne partenaire de votre pratique de la lithothérapie. Sa lumière est excellente pour recharger les minéraux. Moins vive que la lumière solaire, celle de la Lune permet de recharger un grand nombre de pierres en évitant de les décolorer. Faites cependant attention aux concordances entre les pierres et les symboliques de la Lune.

Son cycle temporel est parfait pour servir de moyen mnémotechnique dans l'entretien de vos pierres. Par exemple, chaque pleine lune peut devenir un rituel de purification et de rechargement de vos pierres.

Rituel de Lune

Bénéficiez des cycles de notre satellite favori pour développer vos projets ou harmoniser votre vie. Chaque mois présente une nouvelle opportunité de se connecter aux énergies de la lune, profitez-en !

La nouvelle lune

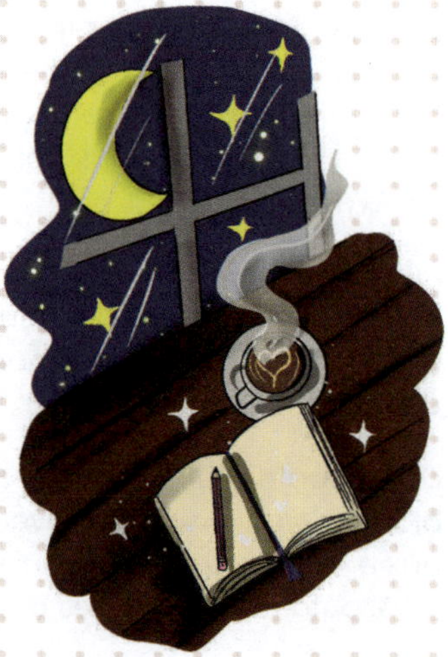

Lorsque le ciel de la nuit est d'un noir d'encre, les énergies sont au **renouveau**. C'est le début d'un nouveau cycle, d'une nouvelle énergie, le moment parfait pour noter une énergie ou un projet que vous souhaiteriez développer. Vous pourriez vouloir apporter plus de légèreté à votre vie ou être plus studieux dans vos études. Notez ce que vous souhaiteriez développer dans les quatre prochaines semaines. N'hésitez pas à allumer une bougie pour vous aider à trouver l'inspiration et à vous accompagner d'une sélénite.
Vous pouvez créer un petit autel, ou déposer votre mot en évidence dans un endroit qui vous plaît, le plus important étant de suivre votre cœur et vos envies.

Mon conseil : formulez toujours votre intention avec des termes positifs. Vous êtes en train de planter une graine d'espoir et non d'enlever une mauvaise habitude.

....

....

....

....

....

....

....

....

....

La pleine lune

Durant la pleine lune, c'est le moment de vous libérer des énergies qui ne vous correspondent pas, de vous **purifier** et de vous délester de ce qui ne vibre plus sur la même fréquence que vous. Essayez de trouver un endroit éclairé par la lumière lunaire et installez-vous confortablement. Je vous conseille d'allumer une ou deux bougies et de prendre une pierre avec vous. Fermez les yeux et prenez conscience de cette énergie argentée qui éclaire non seulement votre corps mais tout votre être. C'est à ce moment-là que vous pourrez identifier les schémas, habitudes ou états d'esprits qui vous alourdissent et vous pèsent. Vous pouvez alors noter ces énergies sur un papier. Imaginez que chaque mot renferme tout le poids de ces énergies lourdes. Deux solutions s'offrent à vous, soit brûler votre papier avec votre bougie, soit l'enterrer. Dans les deux cas, remerciez ces énergies d'avoir existé, car elles vous ont fait **grandir**.

11 - Team Lune et les pierres qui lui sont associées

Mon conseil : gardez avec vous une pierre de lune blanche pour vous apporter de la douceur et cesser de vous soumettre à l'auto-critique. La labradorite blanche peut vous aider à mieux entendre les messages qui vous entourent.

Cycle de la lune

Reconstituez le cycle de la lune, depuis la nouvelle lune (entrée du labyrinthe) jusqu'à la pleine lune (centre).

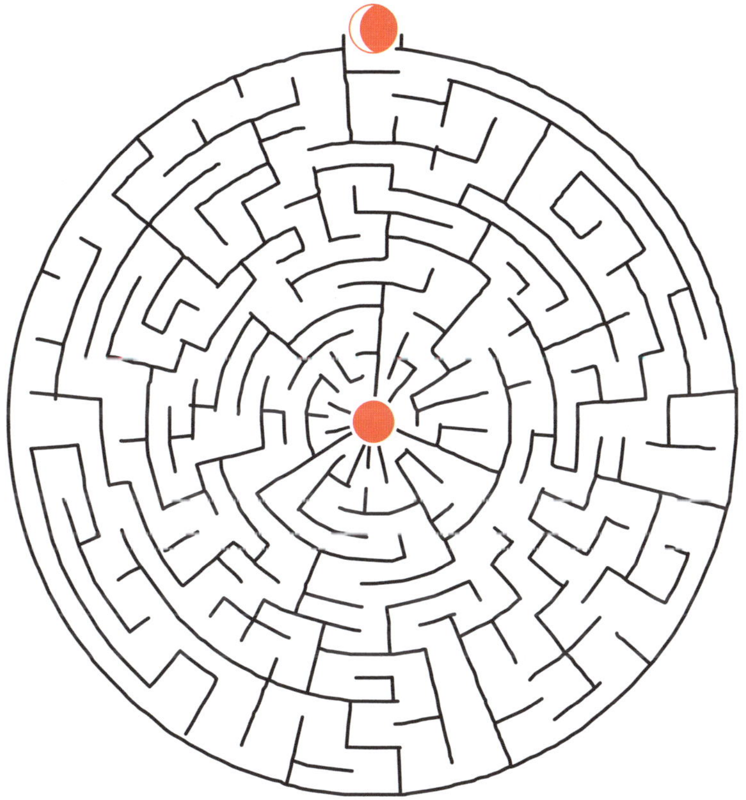

L'équipe de la Lune

Rayez les pierres et les symboliques qui ne correspondent pas aux symboliques lunaires.

Citrine	Tanzanite	Action	Pyrite
Sugilite	Rêve	Jaspe rouge	Force
Détermination	Lépidolite	Imagination	Introspection

Chapitre 12

Team Soleil et les pierres qui lui sont associées

Une semaine de pluie sans soleil et c'est la dépression assurée. Notre étoile est la plus importante de toutes à nos yeux, car non seulement elle nous donne la lumière et un joli bronzage pendant l'été, mais elle a bercé l'humanité et la vie sur Terre de ses rayons lumineux.

Le soleil et ses symboliques

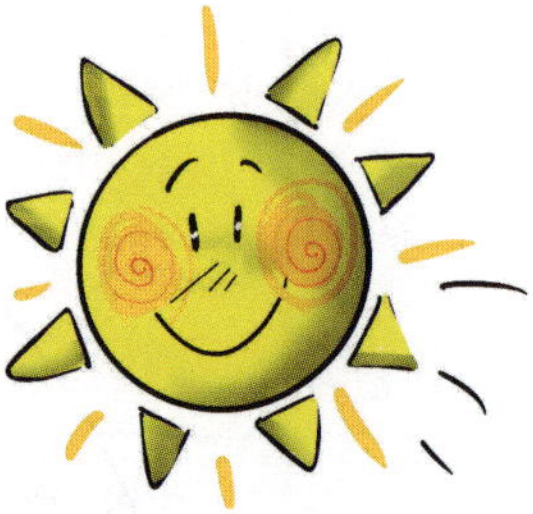

Le Soleil éclaire notre planète depuis la formation de notre galaxie, il y a 4,57 milliards d'années. Avec son apparition, l'ensemble de notre système solaire s'est créé petit à petit, chaque planète tournant autour de lui dans une chorégraphie bien huilée. Il est en quelque sorte le chef d'orchestre de notre galaxie.

Et ce n'est pas n'importe quel chef ! Si on regarde son palmarès, le Soleil a de quoi se pavaner. Sans lui, pas de lumière ni de chaleur ; pas de végétation ni d'animaux et encore moins de livres sur la lithothérapie. Bref, sans soleil, il n'y aurait pas de **vie**. Alors quoi de plus de normal pour nos ancêtres que de le considérer comme un dieu à part entière ?

Chaque religion met en valeur cette étoile comme un symbole de pouvoir. Chez les Égyptiens, il est Râ, le dieu soleil, qui a créé l'univers et représente les cycles de la vie. Dans la Grèce antique, il est Hélios, frère de la déesse lune Séléné, traversant le ciel sur son char solaire chaque jour. On le retrouve encore dans les attributs de Louis XIV, qui reprend ses symboliques pour asseoir son pouvoir dans la monarchie française.

Les symboliques du soleil sont nombreuses : le pouvoir, la masculinité, l'action, la vie, la création, le rayonnement, être soi, prendre place, briller, unité...

Le soleil et les pierres

Le Soleil est un symbole encore discret dans le monde des minéraux, beaucoup moins pré-sent que la Lune. Et pourtant, les deux sont loin d'être rivaux, ils se complètent parfaitement. Si la Lune nourrit un potentiel, le Soleil l'illumine et le révèle au monde. Breloques et bijoux en forme de soleil peuvent vous aider à prendre place dans la société avec plus d'aisance.

Enfin, le rond du soleil est un symbole de l'unité et de l'univers, signe de protection.

Quelques pierres

Pierre du soleil : son nom est un hommage à notre étoile. La pierre de soleil contient des paillettes d'hématite ou de goethite qui reflètent la lumière. Cette pierre reprend certaines symboliques du Soleil dans ses propriétés, notamment la joie de vivre, l'optimisme et la chaleur éprouvés au contact de cette pierre.

Héliodore : son nom est tiré du grec *hélios* (soleil). Ce béryl jaune permet de passer à l'action

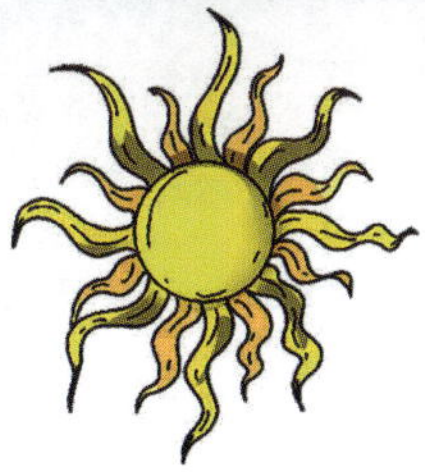

et de prendre une place qui correspond à votre volonté. L'héliodore aide à nourrir votre aura et votre charisme.

Pépite d'or : si l'alchimie fait l'analogie entre l'or et le soleil, les propriétés de ce métal confirment ce rapprochement. Complétude et rayonnement sont au programme avec une pépite d'or. L'or n'est pas seulement le symbole du pouvoir social, mais également de la prise de possession de son pouvoir personnel. La connaissance de vos propres facultés vous ouvrira les portes d'un rayonnement naturel.

Utilisation du Soleil dans la pratique de la lithothérapie

Grâce à sa lumière, le Soleil peut recharger les pierres après leur purification. Cependant, comme il est déconseillé de vous exposer au soleil durant les heures les plus chaudes de la journée (12 h - 16 h), il en va de même pour vos pierres. Pas besoin de les mettre au soleil de midi, une exposition plus douce le matin ou en fin d'après-midi sera suffisante.
Attention, certaines pierres s'abîment à la lumière du Soleil, renseignez-vous avant de les exposer.

Si vous utilisez une géode de calcite pour vos rechargements, pensez à lui donner régulièrement un bain de lumière pour la recharger. En tant que pierre incolore, elle supporte très bien les rayons du Soleil.

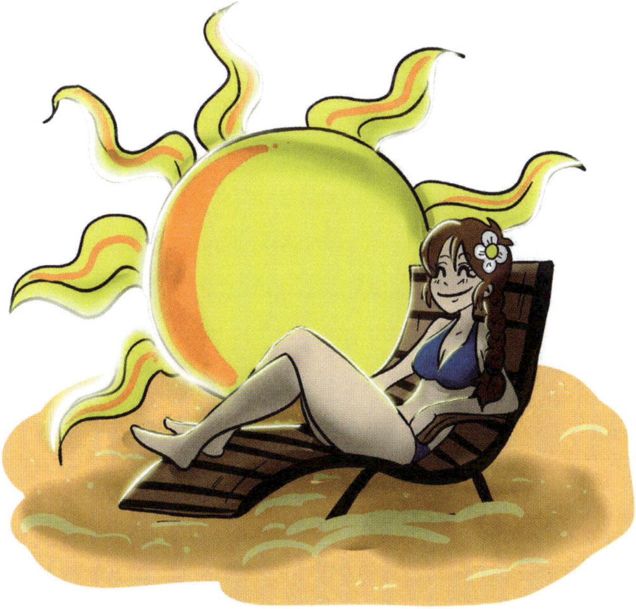

UVA/UVB *and co*

Barrez les propriétés et les pierres qui ne correspondent pas aux symboliques du soleil.

Œil de tigre	Chaleur	Améthyste	Transcendance
Manganocalcite	Calcite miel	Sagesse	Joie de vivre

Les cycles de la nature donnent le ton

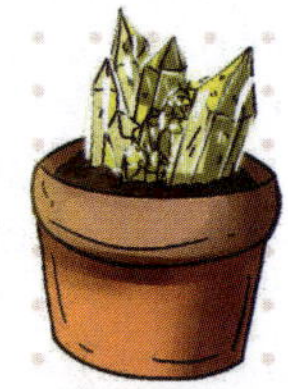

La nature est composée de cycles, alors suivons son exemple dans l'utilisation des pierres. Pour trouver **l'équilibre énergétique**, pensez à alterner les pierres avec des symboliques complémentaires. Par exemple, nourrissez votre instinct avec des pierres aux symboliques lunaires, puis donnez-lui l'occasion de s'exprimer aux yeux de tous avec une pierre aux symboliques solaires.

Dans le tableau, reconstituez les couples de pierres qui peuvent développer un instinct.

Symbolique d'introspection, d'écoute de soi et de prise de conscience de son potentiel : sodalite, labradorite blanche, pierre de lune noire, amazonite, pierre de lune orange.

Symbolique de rayonnement, d'avancée et de mise en place de son instinct : grenat rouge, calcédoine bleue, pierre du soleil, topaze bleue, pépite d'or.

Instinct	**Symbolique d'introspection**	**Symbolique de rayonnement**
Cicatriser une blessure émotionnelle et apporter de la joie dans sa vie		
Confiance en soi		
Nourrir ses intuitions et trouver les mots pour les exprimer		
Garder l'esprit et les pensées clairs pour mieux communiquer		
S'épanouir et jouir de la vie		

12 - Team Soleil et les pierres qui lui sont associées

Salutation au soleil

Rituel ou habitude, les vacances sont un excellent moment pour commencer à pratiquer ou améliorer un exercice appelé salutations au soleil.

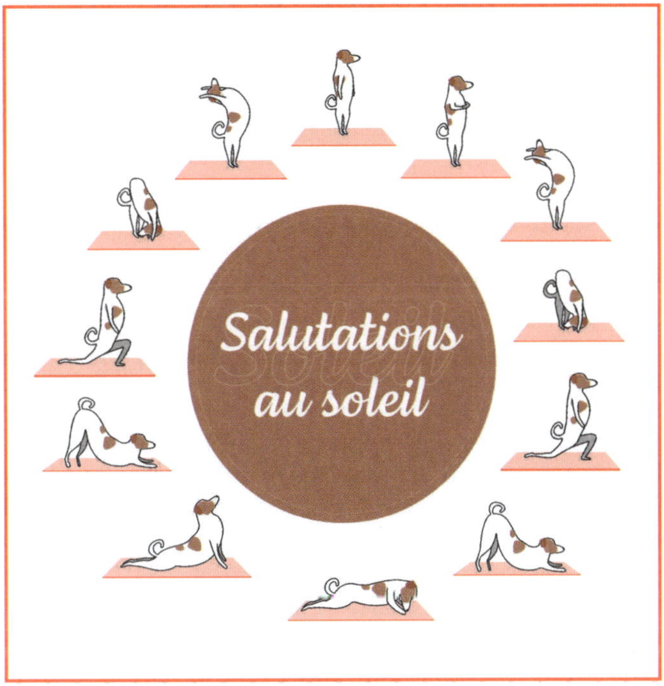

Les salutations au soleil consistent en un enchaînement de postures de yoga qui active la circulation sanguine et réveille l'énergie du corps. C'est également un moment propice pour remercier une nouvelle journée qui commence et aligner son énergie.
Le yoga étant une activité physique, je ne peux que vous conseiller de vous rapprocher d'un professeur de yoga pour les débutants et de consulter un médecin en cas de problème physique.

Les salutations au soleil se pratiquent de préférence à jeun le matin et à la lumière du soleil. En respirant par le nez, essayez d'être **présent en vous** à chaque posture.

Une huile pour briller de mille feux

Vous pouvez dynamiser une huile avec les énergies des pierres.

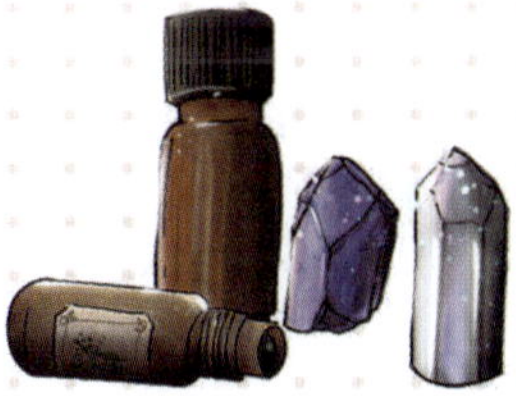

Pour cela, vous avez besoin d'une huile (monoï par exemple, ou jojoba), d'une pierre (pierre de soleil ou citrine), de deux verres de tailles différentes et de six cristaux de quartz.

- Dans le récipient le plus grand, mettez votre huile. Dans le deuxième, placez votre pierre de soleil, puis déposez ce deuxième récipent dans le premier qui contient l'huile.

Facultatif : vous pouvez entourer le tout de cristaux de quartz pour améliorer le processus.

- Laissez reposer votre huile 4 à 5 heures, puis remettez votre huile dans son flacon.

Cette huile est idéale après une journée à la plage et/ou avant de sortir en soirée. Elle vous aidera à rayonner !

Chapitre 13

Animaux en pierre et autre licorne

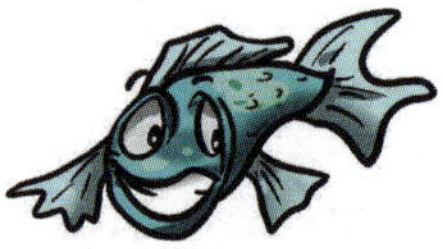

Les animaux font partie de notre vie, que ce soit votre chat qui dort sur votre canapé, les oiseaux qui chantent sur le rebord de votre fenêtre ou les poissons qui vous chatouillent dans la mer. Au-delà de leur présence, ils possèdent tous des capacités bien précises. Non content de reconnaître le bruit de sa gamelle, votre minou possède des sens accrus et des comportements bien précis qui peuvent vous guider dans votre vie.

Le peuple animal

Admettons-le, notre culture occidentale considère presque exclusivement les animaux de manière domestique et/ou zoologique. Nous nous sommes progressivement coupés d'eux et de leurs énergies.

Certains peuples ont cependant gardé un lien très fort avec les animaux, comme nous l'enseigne par exemple la culture amérindienne et ses **animaux-totems**. En mettant en avant une solide connexion avec le monde du vivant, les peuples amérindiens tirent une partie de leur connaissance de leur environnement et de la faune.

Animaux-totems

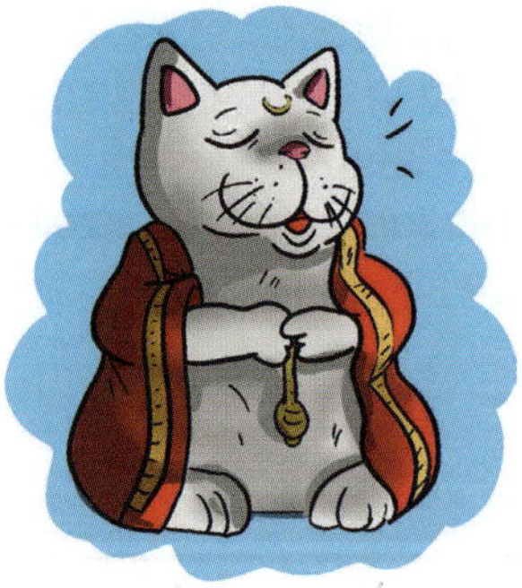

Un animal-totem est un guide, une aide, un gardien. C'est une forme d'énergie qui nous accompagne pour nous aider à développer les capacités les plus fortes de l'animal en question. On dit souvent qu'un animal-totem nous guide durant notre cheminement de vie afin de nous aider par sa force. Généralement, des traits de caractère similaires à ceux de notre animal-totem se développent naturellement en nous.

Certaines traditions nous expliquent également que d'autres animaux peuvent intervenir tout au long de notre vie, lorsque nous éprouvons le besoin de ressentir des capacités précises ou de développer un potentiel spécifique. Dans tous les cas, c'est l'énergie qui se rapproche le plus de nous-mêmes, de nos besoins, qui nous protège et nous guide par sa force.

Quid des animaux imaginaires ?

Les licornes et autres dragons sont de plus en plus présents dans notre culture. Au-delà d'un effet de mode, ces animaux légendaires dégagent également une énergie renforcée par la croyance populaire. Plus les personnes leur octroient des capacités, plus cela renforcera l'énergie égrégorique autour de leur effigie. Ils pourront alors avoir une action similaire aux animaux totems.

Animaux en pierre

Si les animaux réels ou imaginaires ont chacun leurs symboliques propres, leur association aux propriétés des pierres peut renforcer et accentuer leurs symboliques.

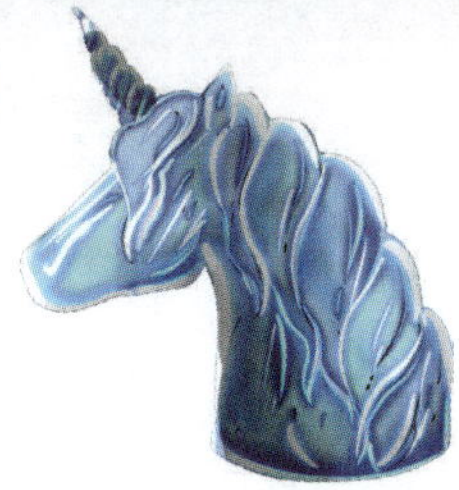

13 - Animaux en pierre et autre licorne

Animal	Symboliques	Pierres associées
Chat	Indépendance, équilibre, chasseur, médium	Sélénite, quartz œil de chat
Cheval	Liberté, empathie, trouver sa place dans la société	Citrine, aventurine verte
Loup	Protection, solidarité, force, clan	Onyx, grenat almandin
Lynx	Clairvoyance, voir au-delà de ce qui est caché, respect	Cyanite bleue, labradorite
Ours	Puissance, guérison, force tranquille	Jaspe rouge, œil de tigre
Renard	Intelligence, adaptabilité, flexibilité, famille	Labradorite, zoïsite à rubis
Aigle	Vision, messager, perspective, agilité	Œil de faucon, aigue-marine
Chouette	Sagesse, discernement, clairvoyance	Azurite, labradorite blanche
Papillon	Transformation, joie, nouveau départ	Amazonite, chrysoprase
Dragon	Renouvellement, puissance, purification	Agate de feu, opale de feu
Licorne	Pureté, dépassement, imagination, vérité	Améthyste, cristal de roche

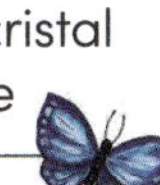

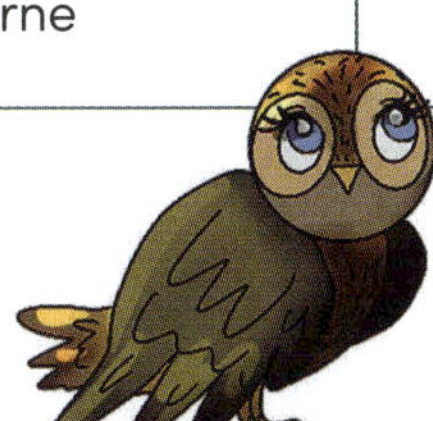

Il n'est pas toujours évident (c'est même parfois impossible) de trouver une sculpture d'animal dans une pierre. Il existe donc d'autres solutions pour honorer votre animal.

Vous pouvez utiliser une sculpture de votre animal-totem (céramique, verre, bois...) et l'accompagner d'une pierre de votre choix. Par exemple en plaçant une jaspe rouge dans les pattes d'un ours. Ou alors en utilisant l'image d'un animal et en plaçant une pierre devant elle. Vous pouvez également créer un petit autel à son intention.
Encore une fois, laissez-vous porter par votre intuition et vos idées.

Déterminer son animal totem

Pour connaître votre animal-totem, vous avez plusieurs possibilités. Soit en faisant appel à un chaman qui vous accompagnera dans cette découverte, soit en essayant de le découvrir par vous-même dans vos rêves. Les rêves sont l'un des rares moments où notre cerveau lâche prise. En employant des images, des métaphores, des symboles, il nous permet d'accéder à un nouvel état de conscience.

Pour vous accompagner, je vous propose d'utiliser des pierres pour développer vos rêves, comme l'améthyste ou la lépidolite. Vous pouvez les placer sur votre table de chevet ou sous votre oreiller.

Avant de vous coucher, essayez de demander à recevoir un signe, une présence de votre animal-totem. Soyez le plus sincère possible et posez cette question avec votre **cœur**. N'hésitez pas à formuler votre souhait soit sous forme de prière, soit en vous adressant directement à l'animal. Et restez toujours humble et poli envers lui (ce n'est pas un exercice à prendre à la légère si vous voulez recevoir une réponse). En vous couchant, détendez-vous mais gardez au fond de vous l'envie et la confiance de recevoir un signe de votre animal-totem.

Team dragon ou team licorne

Votre sport fétiche :

☆ Boxe, musculation, saut en parachute : le sport rime avec compétition et dépassement de ses limites

☽ Yoga, natation, équitation : la pratique du sport est pour vous une recherche d'équilibre et le maintien de votre forme physique

Après une dispute avec votre amoureux, vous avez tendance à :

☆ Prendre vos affaires et à aller dormir chez votre meilleur ami

☽ Vouloir poursuivre le dialogue pour comprendre le point de désaccord et ne pas rester fâchés inutilement

Si vous étiez une série, vous seriez plutôt :

☆ Games of Thrones

☽ Once Upon a Time

Grand rangement de printemps dans votre dressing, votre stratégie :

☆ Je mets toutes mes affaires sur Vinted, ce qui est vendu sera toujours ça en moins à ranger

☽ Difficile de me séparer de certains habits... Surtout cette fameuse robe vaporeuse d'été qui ferait une effet de fou, j'attends juste l'occasion parfaite...

Au restaurant, vous êtes plutôt :

☆ Couscous bien relevé, tacos ou pizza : peu importe tant que votre repas a du goût

☽ Sushi, salade de crevettes ou soupe asiatique, vous aimez ressentir toutes les saveurs et les subtilités des aliments que vous mangez

Créer son propre attrape-rêves

L'araignée est un animal-totem très puissant dans les croyances chamaniques. Avec sa toile, l'araignée emprisonne, capte, tue et garde. Elle a un grand pouvoir et une force insoupçonnée.

Son enseignement : tisser sa propre vie.
Vous avez l'opportunité de créer votre propre destin en unissant chaque parole, chaque acte, chaque pensée afin de créer la toile de votre vie. Le travail et la patience vous permettront de créer une œuvre dans l'ombre qui scintillera à la lumière du jour.

Tirés de l'enseignement des araignées, les *dreamcatchers* (ou attrape-rêves en français) sont des créations humaines servant à capter les cauchemars dans les chambres. Ces derniers sont emprisonnés dans la toile et dissouts à la lumière du jour au petit matin. Quant aux beaux rêves, ils s'écouleront jusqu'à la tête du dormeur.

Atelier attrape-rêves

Il vous faudra pour cela : un rond en bois, du fil ou de la laine solides, quelques pierres percées, des plumes/rubans et de la patience.
Pour les pierres, je vous conseille de sélectionner des minéraux qui vous accompagneront dans le sommeil. L'améthyste ou le cristal de roche sont un excellent choix, bannissez les pierres rouges et orangées porteuses d'énergie.

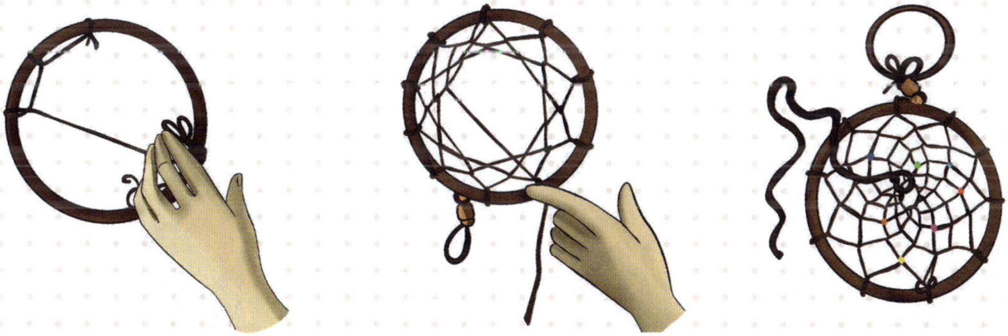

- Coupez une bonne longueur de fil (2 à 3 mètres).
- Commencez par nouer le fil au cercle avec un double nœud.
- Passez ensuite le fil une première fois en dessous du cerclage, puis au-dessus de lui, et finissez par passer le fil dans la boucle.
- Recommencez le processus à intervalle régulier autour du cerclage (5 cm par exemple).
- À la fin du premier tour, continuez tout en créant le nœud au milieu de l'intersection du premier tour. Pensez à positionner de temps en temps quelques perles en pierres en écoutant votre instinct.
- Lorsque vous arrivez au centre, finalisez votre attrape-rêves par un nœud ou en insérant une grosse perle.
- Les plumes et/ou les rubans se fixent sur le bas.

Chapitre 14

Dernière séance de sport : tonifiez votre confiance en vous

La **confiance en soi** : une notion qui fait peur à de nombreuses personnes. Qu'elle soit inexistante, à l'état embryonnaire ou en grand besoin d'être dépoussiérée, la confiance en soi est une notion à chouchouter si vous comptez briller de mille feux en toutes circonstances.

Histoire d'une confiance

La confiance en soi n'est pas innée, elle se construit petit à petit au cours de notre vie. C'est en général au contact du monde extérieur, notamment de l'école, que nous apprenons à construire notre confiance en nous, nourrie par un environnement familial plus ou moins bienveillant. Si l'adolescence est souvent une étape cruciale pour construire cette notion, ce n'est pas une règle absolue.

Qu'est-ce que la confiance en soi ?

C'est se sentir à sa place, bien dans sa peau et en harmonie avec soi-même. C'est pouvoir avancer dans la vie avec confiance malgré les épreuves, connaître ses forces et ses limites pour toujours rebondir. En contrepartie, le manque de confiance empêche souvent une personne de s'épanouir, celle-ci ayant des difficultés à trouver une place personnelle et professionnelle qui lui corresponde. C'est le manque **d'assurance** qui l'empêche de profiter d'opportunités et qui peut la faire douter de sa valeur. Autodénigrement et jugements dépréciatifs sont souvent en embuscade au moindre échec ou désillusion. Là où une personne ayant une bonne image d'elle-même apprendra de chaque expérience pour mieux réussir, une personne en manque de confiance aura tendance à toujours voir le verre à moitié vide.

Construire sa confiance avec les pierres

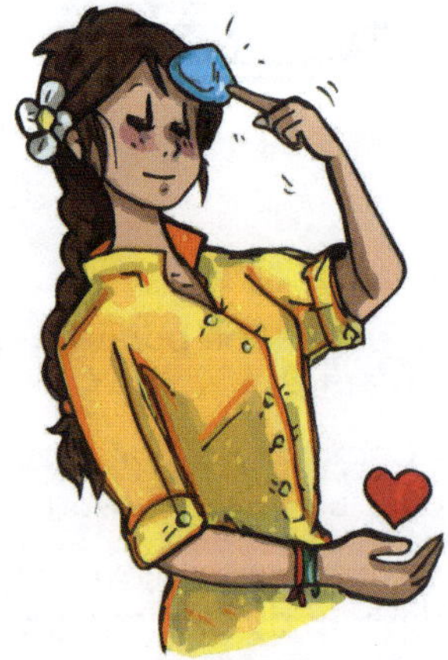

L'avantage d'un instinct qui n'est pas inné, c'est que vous pouvez le développer et le nourrir durant toute une vie. À n'importe quel âge, les énergies des pierres sont parfaites pour vous accompagner dans ce défi. Deux étapes cruciales sont importantes pour construire votre confiance en vous.

• Dans un premier temps, il faut apprendre à construire des fondations solides sur lesquelles la confiance et l'amour de soi puissent prendre appui. Cette étape est primordiale pour pouvoir s'épanouir. Elle peut être travaillée avec des pierres noires ou marrons qui vous connectent aux forces cachées et enfouies en vous.

Les pierres noires vous aident à prendre conscience de votre véritable personnalité. Elles révèlent vos atouts, vos besoins nécessaires à votre épanouissement ou encore vos forces intérieures. De nombreuses pierres noires existent,

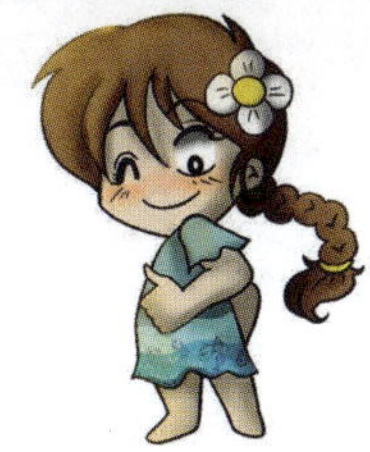

14 - Dernière séance de sport : tonifiez votre confiance en vous

mais l'obsidienne dorée est particulièrement bien adaptée. Elle est excellente pour mettre en lumière ce que vous cachez en vous, tout en vous aidant à mieux vous écouter.

Les pierres marrons vous assistent dans votre connexion à vos repères et votre ancrage. Apprendre à s'orienter et trouver ses marques dans sa vie, c'est primordial pour se créer une vie stable. Ce sont également ces pierres qui vous aideront à construire un sentiment de sécurité, notion essentielle pour bâtir sa confiance en soi. Pour cela, vous pouvez vous accompagner de la chiastolite ou de la staurolite. La première améliore la prise de position dans son environnement, la deuxième permet de construire un contexte en adéquation avec ses envies.

• Après avoir construit des repères solides et stables, c'est le moment de montrer au monde vos atouts et vos compétences. Cette étape vous aide à vous dévoiler et à rayonner de toute votre force intérieure de manière spontanée et naturelle, ce que l'on appelle communément votre **charisme** ! C'est avec naturel que vous trouverez la place qui vous correspond.

Pour cela, les pierres jaunes sont idéales pour vous épanouir dans votre vie. Elles permettent d'améliorer l'image de soi en prenant conscience de sa force et de son pouvoir. C'est votre rayonnement au monde qui est nourri par les pierres jaunes. Citrine et fluorite jaune sont deux pierres aux actions différentes qui agissent sur votre charisme. La citrine nourrit en douceur et avec naturel votre aura. La fluorite cadre votre énergie afin de construire de manière structurée votre affirmation de vous, pas à pas.

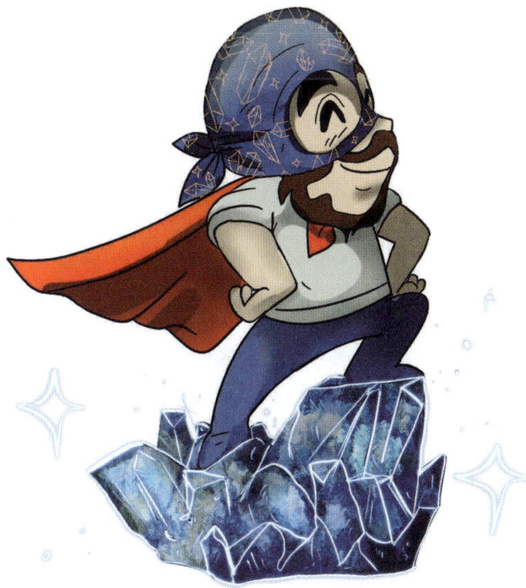

Plan d'attaque

Identifier les causes de son manque de confiance est une étape importante pour couper une à une toutes les origines de cet état et les supprimer une bonne fois pour toutes de sa vie. Cochez les cases qui vous correspondent et essayez de suivre les exercices.

□ Peur de la critique

Cette peur de n'être pas à la hauteur des espérances des autres est l'une des causes récurrentes du manque de confiance en soi. Lorsque vos repères dépendent des autres, vous ne pouvez que vous sentir perdu. Votre boussole interne ne doit pas se situer en dehors de vous, mais doit prendre appui sur vos besoins.

Vos alliées : pierre de lune noire, obsidienne noire, psilomélane.

Exercice : en compagnie d'une pierre noire, notez tout ce qui fait la particularité de votre être. Que vous détestiez le chocolat alors qu'il est plébiscité par tout le monde, que vous ayez une passion inébranlable pour un sujet précis ou un humour noir pas toujours compris, chaque trait de votre personnalité est une particularité qui fait la richesse de votre être. Utilisez-les, mettez-les en avant tel un étendard : c'est ce qui fait de vous un être unique et tellement plus intéressant qu'un avatar de monsieur ou madame Tout-le-Monde.

□ Complexe d'infériorité

Si vous n'avez pas eu l'espace nécessaire à la construction de votre être pendant votre enfance, vous avez peut-être développé le sentiment d'être moins important que les autres personnes. Vous vous dévalorisez avant même de passer à l'action. Les autres vous semblent beaucoup plus doués et intelligents que vous.

Vos alliées : obsidienne dorée, pyrite.

Exercice : en gardant une obsidienne dorée sur vous, prenez une feuille et listez toutes vos qualités et tout ce que vous avez entrepris dans votre vie. Si vous avez des difficultés, il est temps de demander à des personnes autour de vous de vous aider à être honnête avec vous-même. Vos forces et vos actions ont besoin d'être écrites noir sur blanc afin que vous preniez conscience de vos atouts.

Mon conseil : fuyez les réseaux sociaux qui ne valorisent qu'une façade et une parcelle de vie. C'est une mise en scène qui peut être frustrante pour les personnes qui doutent d'elles-mêmes.

□ Difficultés à s'affirmer

Lorsque l'on manque de confiance en soi, il est souvent difficile d'exprimer ses points de vue et ses sentiments. Cette difficulté à vous affirmer vous empêche de prendre position dans votre environnement. Vous aurez de l'embarras à demander ce que vous souhaitez et à dire non aux choses qui ne correspondent pas à vos besoins et à vos valeurs.

Vos alliées : staurolite, obsidienne larme d'apache, quartz fumé.

Exercice : choisissez une pierre marron et prenez place dans un lieu calme. Installez-vous confortablement, fermez les yeux et concentrez-vous sur les énergies de la pierre. Ces énergies vibrent de concert avec vos ressentis corporels, votre être en tant que personne unique. Essayez de ressentir qu'elles vous aident à vous connecter aux énergies terrestres, fortes et stables, tranquilles et immuables. Nourrissez-vous de ces énergies pour vous sentir à votre juste place, ici et maintenant. N'hésitez pas à effectuer cet exercice dès que vous en ressentez l'envie.

Mon conseil : apprenez à dire non à des petites choses de la vie (« Je vous sers un café ? Non merci, je n'aime pas, mais je prendrais volontiers un thé ! »). C'est tout simple, mais vous vous rendrez compte que plus vous arriverez à dire non aux petites choses de la vie, plus vous vous affirmerez spontanément dans le temps !

14 - Dernière séance de sport : tonifiez votre confiance en vous

Super-héros

On a tous un super-héros dans notre cœur, que ce soit une figure imaginaire (Superman, Wonder-Woman, X-Men, etc), une personne publique (Michelle Obama, Gandhi, etc) ou encore une personne de notre entourage (une voisin adorable, un ami en or).

Ces personnages (ou personnes) sont souvent le miroir de ce que l'on souhaiterait accomplir nous-mêmes dans la vie. Les regarder nous donne confiance en nous et c'est en général révélateur de ce que nous souhaiterions mettre en place dans notre vie.

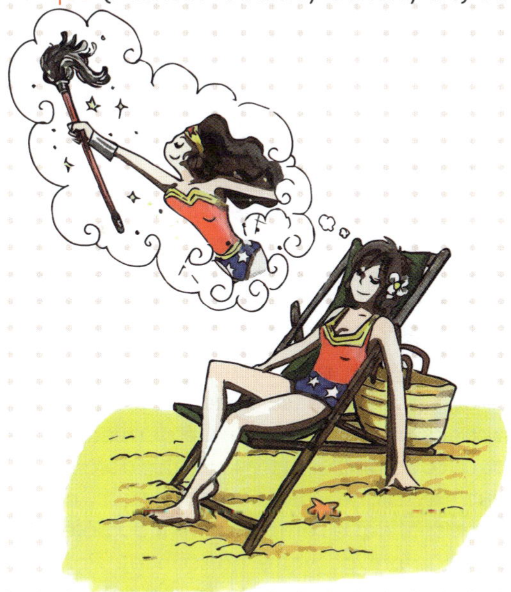

Alors, qui est le super-héros qui fait vibrer votre cœur ? Et surtout, quels traits de personnalité vous paraissent les plus admirables ? Comment pourriez-vous vous inspirer d'eux au jour le jour ?

....

....

Sortir de sa zone de confort

Sur une feuille, dessinez le contour d'un diamant. Celui-ci représente votre zone de confort, cet espace dans lequel vous êtes à l'aise et dont vous avez l'habitude. Listez tout ce qui vous est familier à l'intérieur, que ce soit un environnement, un trait de personnalité, une action, une activité, une compétence...

....

....

À l'extérieur de ce diamant, nous sommes en dehors de votre zone de confort, regroupant tout ce qui vous est étranger mais que vous voudriez potentiellement un jour inclure dans vos habitudes. Notez ce que vous souhaiteriez développer à l'avenir. Cela peut être une nouvelle activité (prendre des cours de danse) ou un projet à long terme (changer de travail, partir en vacances seul).

....

....

Votre diamant peut s'agrandir dès que vous le souhaitez, en incluant une à une les notions notées. Ces mille facettes sont autant d'espace qui ne demande qu'à être rempli, profitez-en.

Chapitre 15

Petite histoire entre pierre et astrologie

Sur la route vers la plage, l'horoscope du jour à la radio vous donne l'occasion de demander à vos covoitureurs leurs signes astrologiques. Parfait pour combler les longues heures de route devant vous. Ça vous dit d'en connaître un peu plus sur le sujet, histoire de pimenter le voyage ?

L'astrologie ne se résume pas seulement au signe astrologique

L'astrologie (l'étude de l'influence des planètes et du ciel) fascine les hommes depuis plus de 4 000 ans. La position des planètes influence nos vies non seulement quotidiennement, mais surtout le jour de notre naissance, marquant chaque être d'une énergie et d'instincts spécifiques. Ces positions planétaires peuvent être retranscrites sur une carte que l'on appelle un **thème astral**. Ce dernier est beaucoup plus complexe et plus détaillé que le signe astrologique (qui ne représente que l'emplacement du Soleil au moment de votre naissance). Pour véritablement connaître la complexité de son être, l'étude de son thème est un premier pas, le signe astrologique est loin d'être suffisant.

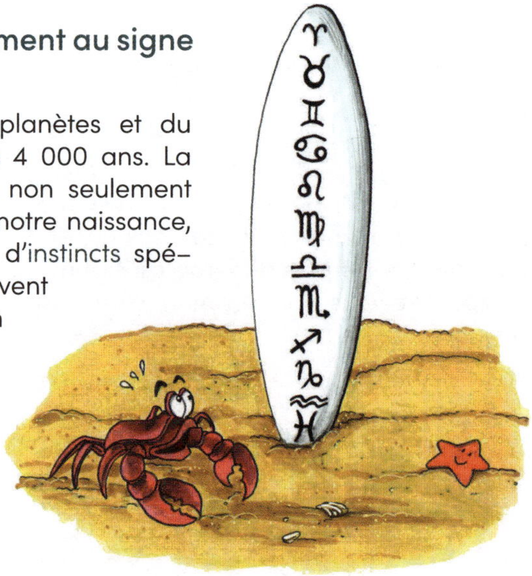

Cependant, le succès du signe astrologique s'explique par sa représentation de l'élément le plus important de votre thème. C'est en quelque sorte le chef d'orchestre de vos instincts.

L'astrologie et les pierres

Puisque les pierres agissent sur les instincts, il paraît tout naturel de les rapprocher de l'astrologie. Attention cependant à ne pas tomber dans certains pièges :

- Le signe astrologique ne représente que la position d'une seule planète à l'exclusion du reste.
- L'astrologie donne des bases instinctives, n'oublions pas que nous nous forgeons aussi par les expériences de notre vie. Une personne née sous le signe du Bélier (franc et spontané) peut avoir vécu toute son enfance dans un milieu qui l'a empêchée de se développer et devenir ainsi un adulte peu sûr de lui et timide.

L'astrologie peut donner d'importantes informations pour choisir vos pierres, mais gardez à l'esprit que ce n'est pas une science exacte. Si les propriétés de la pierre ne vous conviennent pas, **écoutez-vous** !

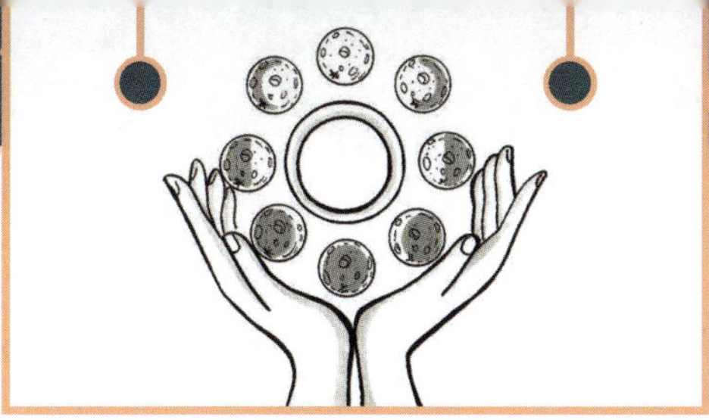

15 - Petite histoire entre pierre et astrologie

Quelques analogies entre signe astrologique et pierre

Bélier : son énergie de feu lui permet de s'investir dans de nombreuses actions. Cette énergie peut être renforcée par du jaspe rouge, et cadrée par du grenat almandin.

Taureau : en prenant soin de lui, le Taureau aime garder un environnement dans lequel il se sent bien. La cornaline et le bois fossile lui permettent de profiter de chaque instant.

Gémeaux : esprit libre et curieux, le natif des Gémeaux aime apprendre de nouvelles choses tout en légèreté. La calcédoine bleue lui permet de communiquer de manière naturelle, l'opale lui offre un bol de liberté à consommer sans modération.

Cancer : émotif, le Cancer se protège en créant un cocon tout autour de lui. Une grande sensibilité l'anime, qu'il peut nourrir avec un cristal de roche ou une pierre de lune.

Lion : c'est avec une belle énergie de vie que le Lion aime se montrer et trouver sa place. La citrine lui permet de révéler au monde sa superbe crinière, le jade l'aide à s'investir dans ce qui lui plaît.

Vierge : rigueur et détail sont de mise pour réconforter la Vierge dans son quotidien. Rien n'est laissé au hasard et la sodalite peut l'aider à cadrer son esprit. Le quartz fumé lui apporte du réconfort.

Balance : harmonie et recherche d'équilibre animent la Balance. La phrénite lui permet d'être à l'écoute de son entourage et la topaze apporte une joie de vivre partagée avec les êtres aimés.

Scorpion : sensible, le Scorpion adore tout ce qui est caché et aime creuser les sujets peu banals. Le grenat almandin lui fournit l'énergie pour se consacrer à ses passions, l'obsidienne lui donne la possibilité de chercher au-delà des apparences.

Sagittaire : meneur de groupe, le Sagittaire fait figure d'un guide et aime s'entourer des autres. Il a des idéaux et des croyances qui pourront être nourris par du jade néphrite ou de l'améthyste.

Capricorne : ambitieux, le Capricorne travaille dur pour atteindre ses objectifs. L'émeraude lui permet de suivre son but et l'apatite bleue l'aide à aiguiser son esprit pour atteindre son ambition.

Verseau : novateur, le Verseau aime comprendre les choses qui l'entourent pour proposer des améliorations. L'œil de faucon peut l'aider à percevoir au-delà des traditions et la turquoise l'encourage à trouver les mots pour exposer ses idées.

Poissons : très empreint de son environnement, le natif des Poissons se nourrit par ses expériences et les personnes qui l'entourent. Améthyste et labradorite lui permettent d'être à l'écoute de ses ressentis.

Pierres de planète

Les planètes du ciel peuvent avoir des points communs avec certaines pierres : essayez de les rassembler par analogie.

Planète et énergie			Pièces apparentées par analogie
Mars : planète de l'action, de l'énergie	○	○	Citrine, héliodore, fuchsite, péridot
Mercure : planète qui regroupe les pôles de la communication, de l'intellect, de l'échange	○	○	Fluorite, magnétite, rutile, vésuvianite
Vénus : planète de l'amour et des sentiments	○	○	Jaspe rouge, hématite, œil de taureau, grenat almandin, cornaline
Jupiter : planète de rayonnement social	○	○	Quartz rose, phrénite, rhodochrosite, jade néphrite, opale rose
Saturne : planète des responsabilités	○	○	Aigue-marine, calcédoine bleue, sodalite, lapis-lazuli

Le saviez-vous ?

Les signes sont classés selon quatre éléments : le feu, l'air, l'eau et la terre. Ces derniers représentent une **énergie commune** dans lesquels les signes ont tendances à s'exprimer.

Feu (énergie et action) : Bélier, Lion, Sagittaire

Terre (repère et responsabilité) : Taureau, Vierge, Capricorne

Air (communication et ouverture) : Gémeaux, Balance, Verseau

Eau (sensibilité et intuition) : Cancer, Scorpion, Poissons

Pierres et éléments

Aidez-vous des indices pour retrouver le nom des pierres qui pourraient s'apparenter aux énergies d'un élément.

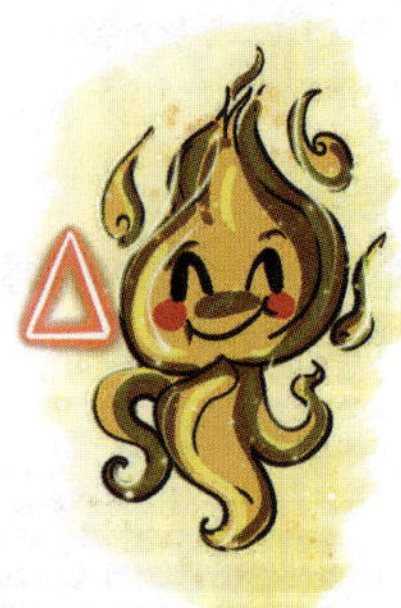

FEU

1 – Ma couleur extérieure ne correspond pas à ma couleur intérieure.	2 – Mon système cristallin est rhomboédrique.	3 – On me cite souvent dans les cas d'anémie.

__M__I__

15 - Petite histoire entre pierre et astrologie

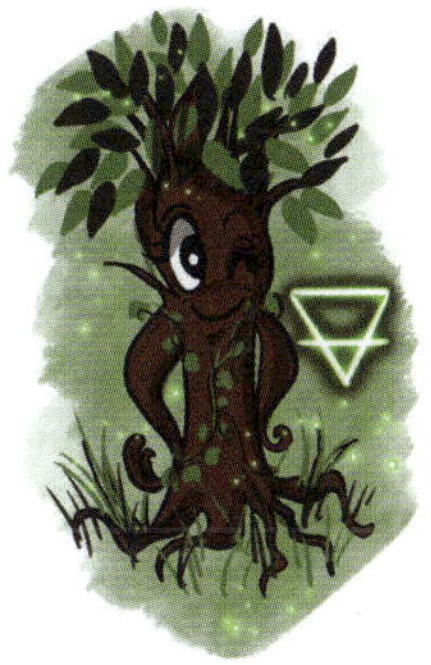

TERRE

1	2	3
1 – Je fais partie de l'une des plus grandes familles de pierres du groupe amorphe.	2 – Ma transparence fascine toujours autant, car je peux me montrer très ténébreuse à première vue.	3 - Mon nom vient d'une légende du continent américain.

_________E _A___ _'__A___

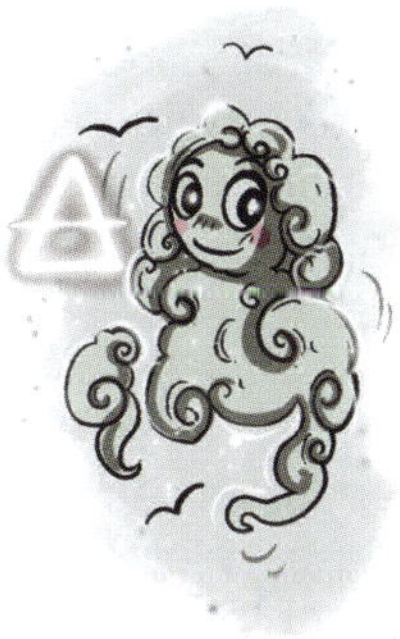

AIR

1	2	3
1 – Ma couleur a donné mon nom, rappelant le bleu du ciel au bord de mer.	2 – Je suis une pierre très fragile qui ne supporte pas les coups.	3 - On me retrouve généralement sous forme de géode avec de superbes cristaux.

_ÉL___I__

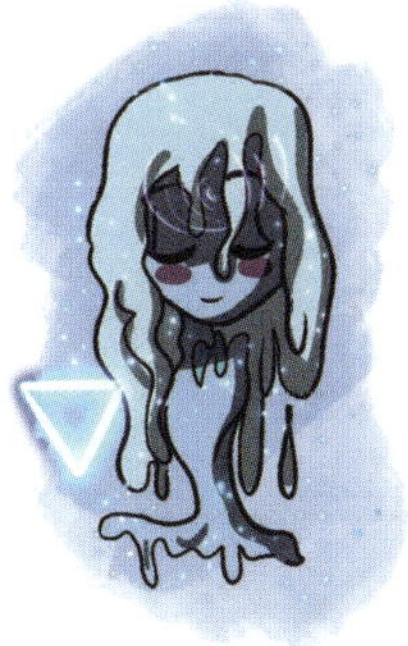

EAU

1	2	3
1 – J'appartiens au groupe amorphe.	2 – Mes feux sont appréciés de tous.	3 - Je contiens un pourcentage d'eau qui peut monter jusqu'à 20 % de ma masse.

O__L_ ____E

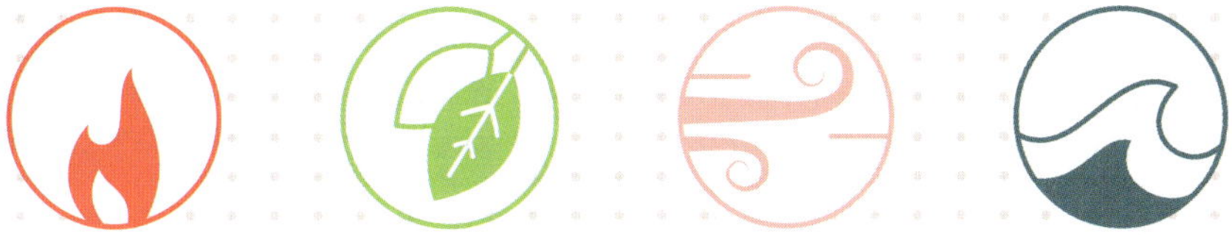

Chapitre 16

La protection et les pierres, une relation qui dure

Alors que vous traversez une période compliquée, on vous conseille d'utiliser des pierres pour vous protéger. Mais entre le conseil du vendeur, le choix de votre ami et vos propres ressentis, vous êtes perdu dans le choix de votre pierre. Pas de panique, reprenons le sujet posément.

La protection, une histoire de survie

Le réflexe de protection vient d'une volonté naturelle de se mettre à l'abri d'un danger. Si depuis tout petit vos parents vous mettent en garde contre les dangers physiques, peu de personnes sont au courant des dangers énergétiques. Ils correspondent aux énergies reçues d'un environnement mais qui ne correspondent pas à notre propre énergie, ou qui transmettent une énergie dite négative. La liste est longue, mais on y retrouve les critiques, les commérages, la volonté de nuire par la parole, la tristesse, le mal-être, la haine, la violence, les ondes électromagnétiques et, en fin de liste, certaines pratiques magiques (qui restent très rares). Vous l'aurez compris, la protection énergétique est très utile au quotidien et vous évite de vous faire impacter par des énergies lourdes et plombantes.

Et les pierres dans tout ça ?

Les minéraux sont des alliés particulièrement efficaces pour se protéger de certaines énergies. Tout simplement parce qu'ils jouent dans la même cour que les énergies négatives, grâce à leurs propriétés énergétiques. Mais attention, si de nombreuses pierres sont reléguées au terme vague de pierres de protection, chacune a une action bien précise et un impact qui pourrait faire plus de mal que de bien. Donc avant de courir dans la première boutique, prenez le temps de connaître les quatre pierres de protection les plus connues et actuellement les plus conseillées en lithothérapie. Cela vous évitera de devoir suivre des conseils de Pierre, Paul et Jacques qui ont éventuellement lu quelque part quelque chose qui se rapporterait à la protection...

Les Quatre Fantastiques

Vous en avez sans doute déjà entendu parler, car je ne vais pas vous parler de pierres rares et introuvables, mais vous présenter des pierres qui ont fait leurs preuves.

TOURMALINE NOIRE

La tourmaline absorbe les énergies autour d'elle. Son action lui permet de protéger les personnes en absorbant toutes les énergies lourdes d'un environnement. C'est pour cette raison qu'on la conseille généralement pour absorber les ondes électromagnétiques d'un environnement.

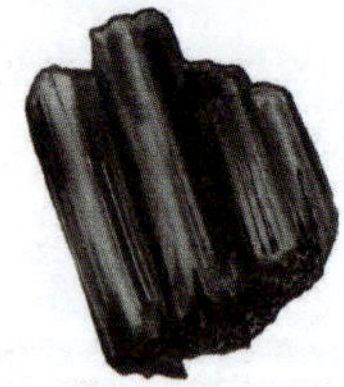

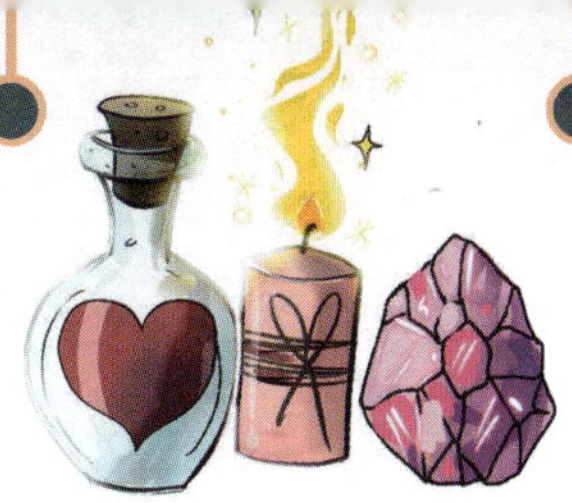

16 - La protection et les pierres, une relation qui dure

LABRADORITE

La labradorite fait l'unanimité dans le cœur de tous grâce à ses superbes reflets multicolores. La labradorite a tendance à renvoyer les énergies en améliorant le mouvement énergétique autour de vous lorsque vous la portez. Cette action permet de dissoudre certaines énergies et de minimiser leur impact dans l'environnement. Elle est conseillée lorsque vous êtes en présence de personnes en mal-être ou non conscientes de leurs énergies.

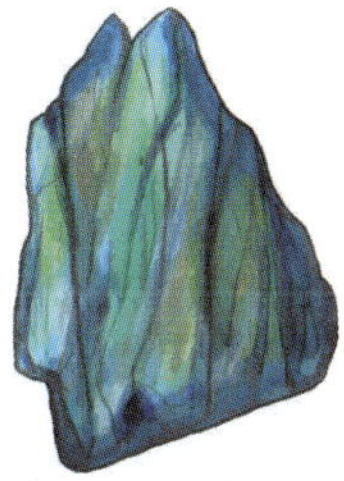

OBSIDIENNE ŒIL CÉLESTE

L'obsidienne repousse les énergies et vous préserve de l'impact de charges négatives. Elle a la particularité de vous couper des relations en déséquilibre dans votre vie, notamment dans ces moments où vous donnez votre énergie, sans rien avoir en retour. Cette pierre doit donc être utilisée avec parcimonie car elle peut couper certaines relations que vous souhaitiez conserver (lorsque vous aidez une amie à se remettre sur pied par exemple). De plus, l'obsidienne peut faire ressortir certaines parties de vous que vous n'aviez pas forcément envie de voir. À déconseiller à toutes les personnes qui ont des déséquilibres psychologiques (dépression, déprime, etc).

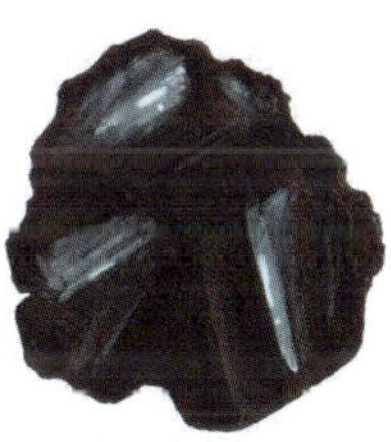

ŒIL DE TIGRE

L'œil de tigre agit en bloquant et en renvoyant les énergies négatives à leurs créateurs. Pierre forte, elle peut être utilisée quand votre entourage vous envoie intentionnellement des énergies négatives (critiques non constructives, jalousies, commérages dans votre dos, etc). L'œil de tigre est particulièrement efficace lorsqu'il est porté au niveau du chakra du plexus solaire.

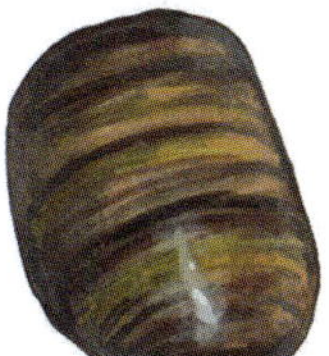

Une protection pour chaque situation

Reliez les situations à la pierre de protection la mieux adaptée.

Je suis hypersensible aux ondes électromagnétiques de mon environnement.	o	o	Labradorite
J'ai un collègue jaloux de ma réussite.	o	o	Tourmaline noire
Je veux protéger mon lieu de toute énergie.	o	o	Obsidienne œil céleste
Un ami utilise notre amitié pour me dénigrer au quotidien.	o	o	Labradorite
Je suis esthéticienne, et je voudrais me préserver de certaines énergies de mes clients.	o	o	Œil de tigre
Mon ex-femme déteste ma nouvelle relation et essaie de nuire à mon couple.	o	o	Tourmaline noire
Je travaille dans un milieu très concurrentiel, les salons professionnels m'épuisent et me mettent mal à l'aise.	o	o	Obsidienne œil céleste
Mon mari connaît un épisode de dépression.	o	o	Œil de tigre

Le vrai/faux

- Toutes les pierres sont protectrices .... V / F
- Pour plus de protection, j'associe toutes les pierres de protection sur moi. .... V / F
- L'utilisation de la pierre doit être cohérente avec ma demande .... V / F
- Mon ressenti prévaut toujours sur la parole de quelqu'un .... V / F
- L'obsidienne œil céleste peut être portée par tout le monde .... V / F
- Une pierre qui a trop agi peut se dégrader .... V / F

Mots croisés

Retrouvez les noms de pierres souvent citées pour la protection.

Vertical

1 - Famille du groupe amorphe qui contient de nombreuses pierres de protection.

4 - Son nom est tiré de l'une de ses propriétés physiques, elle attire les autres métaux. Elle renforce l'énergie du corps physique.

16 - La protection et les pierres, une relation qui dure

Horizontal

2 - Pierre rare, elle contient de l'antimoine, un oligo-élément toxique pour le corps humain. Très fragile, cette pierre est utilisée dans de rares occasions.

3 - Oxyde de fer, cette pierre est très présente dans la croûte terrestre. Elle renforce le corps physique en améliorant la circulation sanguine.

5 - Pierre noire, elle permet d'améliorer son enracinement pour renforcer sa prise de position dans le monde.

6 - Composée de carbone, cette pierre a la même action que la tourmaline noire, légèrement moins efficace cependant que sa cousine. Attention aux spéculations et aux prix élevés autour de cette pierre qui n'ont pas lieu d'être.

7 - Souvent présente sous forme d'aiguilles à l'intérieur d'autres minéraux, sa forme brute renforce notre force intérieure.

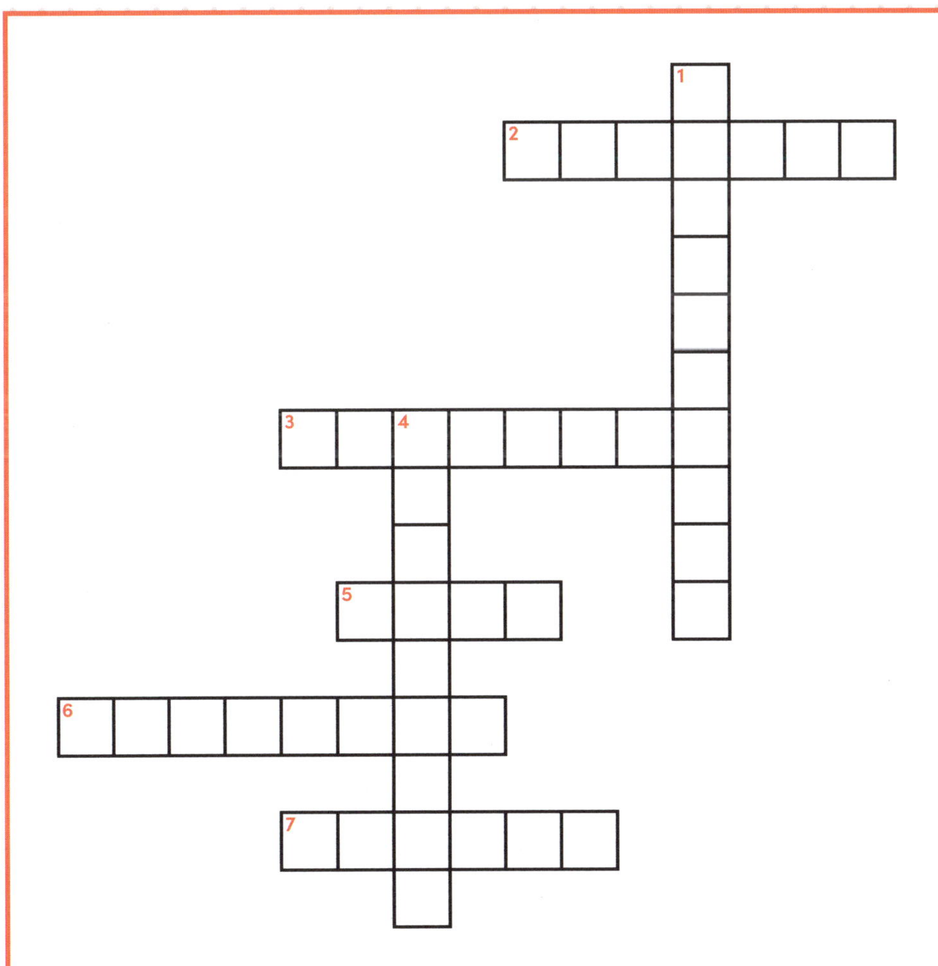

Corrections

1 - Bleu du ciel ou bleu de la mer ?

Quel type de bleu êtes-vous ?

- Une majorité de a. : votre profil s'apparente au **bleu clair**

Vous aimez parler et communiquer. Pour vous, l'échange est vital et vous adorez bavarder sur de nombreux sujets. De nature curieuse, vous êtes sans doute attiré par le monde extérieur, les rencontres et les voyages.

Les pierres qui vous ressemblent : célestine, calcédoine bleue, topaze bleue.

- Une majorité de b. : votre profil s'apparente au **bleu foncé**

Vous êtes de nature réfléchie et vous aimez analyser les situations. La compréhension de toute chose est essentielle à vos yeux, quitte à vous éloigner du brouhaha du monde pour mieux l'étudier. Les sujets de recherche vous interpellent et vous aimez vous poser des questions.

Les pierres qui vous ressemblent : sodalite, boléite, apatite bleue.

- Une majorité de c. : votre profil s'apparente à la couleur **bleu-vert**

Vous aimez communiquer sur votre état émotionnel. Pour vous, la sphère du cœur demande à être comprise au travers de la communication et de la verbalisation. Les discussions avec les personnes chères à votre cœur vous permettent de trouver une harmonie et un équilibre émotionnel.

Les pierres qui vous ressemblent : amazonite, chrysoprase, turquoise.

Retrouver les propriétés des pierres bleues

Aigue-marine	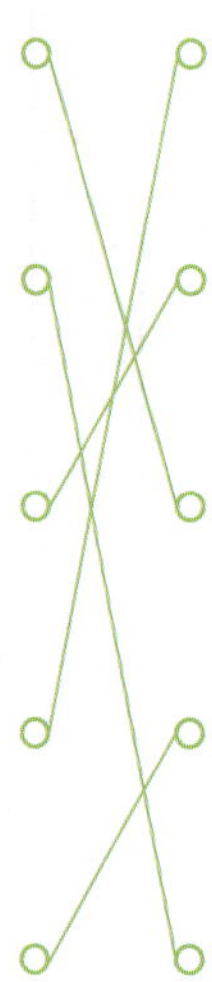	Percevoir tous les enjeux d'une situation avec discernement.
Dumortiérite		Donner votre opinion et affirmer votre parole.
Azurite		Expression claire et cohérente : trouver les mots pour exprimer votre pensée.
Œil de faucon		Améliorer la justesse de vos propos et apporter l'harmonie dans votre rapport aux autres.
Calcite bleue		Clarifier votre réflexion et vos pensées. Elle permet de répondre aux sollicitations extérieures avec calme.

Carte du monde

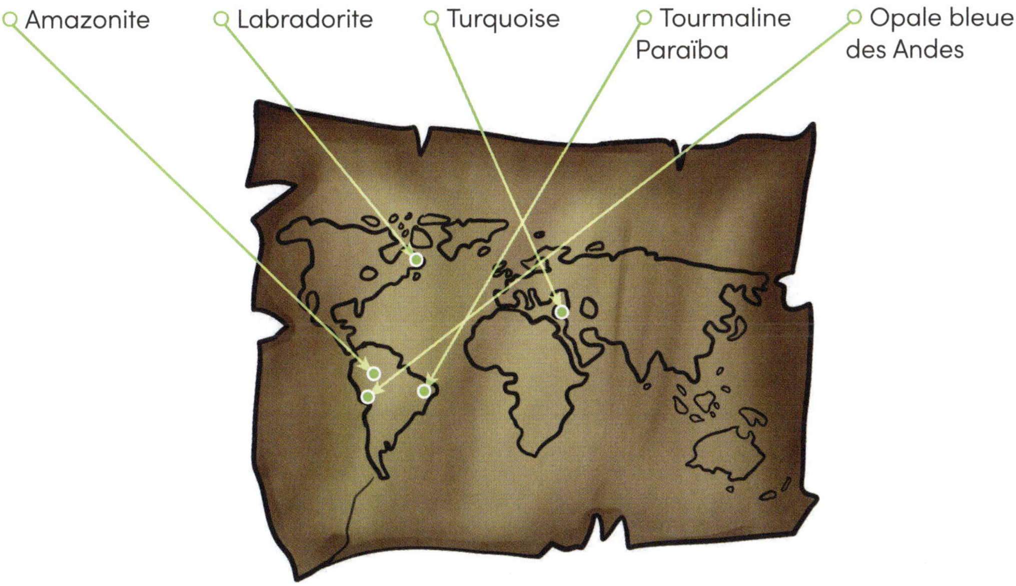

Amazonite : son nom est lié au fleuve d'Amérique du Sud, l'Amazone, et ses couleurs rappellent celles de cette région du monde.

Labradorite : cette pierre a été découverte en 1770 dans la région du Labrador au Canada.

Turquoise : son nom proviendrait de la Turquie où l'on revendait les turquoises d'Iran.

Tourmaline Paraïba : Désigne une tourmaline à la couleur turquoise très particulière découverte pour la première fois dans l'État brésilien Paraïba.

Opale bleue des Andes : opale qui provient du Pérou.

2 - Au menu du jour : lâcher-prise et détente

Prendre le temps d'un bilan

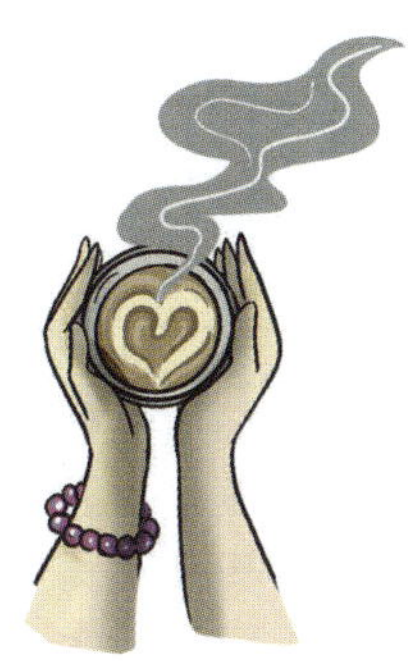

La séraphinite aide à se connecter à ce qui vous correspond au mieux et qui résonne avec votre cœur.

Le jade néphrite peut calmer les angoisses si tous les projets notés vous inquiète.

Avez-vous déjà essayé la sylvothérapie ?

La sylvothérapie est un retour aux sources, à notre environnement premier et à notre véritable nature. C'est également une pratique excellente pour vous reconnecter à vos sens. La sylvothérapie nourrit des choses essentielles et trop souvent négligées.

- Quand on enlace un arbre, on respire son odeur. Odeur de sève, odeur de mousse, odeurs subtiles qui font vibrer une part enfouie en nous.
- On réapprend à apprécier le toucher (qui varie selon les écorces, les mousses...).
- L'ouïe s'affine et permet d'être plus conscients des sons qui nous entourent.

Chaque essence d'arbre apporte une énergie différente. Le tilleul a la réputation d'apporter beaucoup de douceur et de calme. Les chênes apportent de la force et la puissance. Quant au hêtre, il permet d'être plus à l'écoute de ses besoins.

Les détracteurs mettent en garde contre les allergies, démangeaisons, voire les rencontres avec les insectes. Rappelons que nous ne vivons pas dans un monde 100 % sécurisé et que le risque d'allergisant est tout autant présent (voire beaucoup plus virulent) dans un environnement confiné rempli d'objets issus de l'industrie pétrochimique.

3 - Voyage au long cours avec les formes et la géométrie sacrée

Formes et énergies

Rond	lien au divin, pyramide
Carré	5, protection
Triangle	efficacité, abeille
Pentagramme	stabilité, pyrite
Hexagone	unité, planète

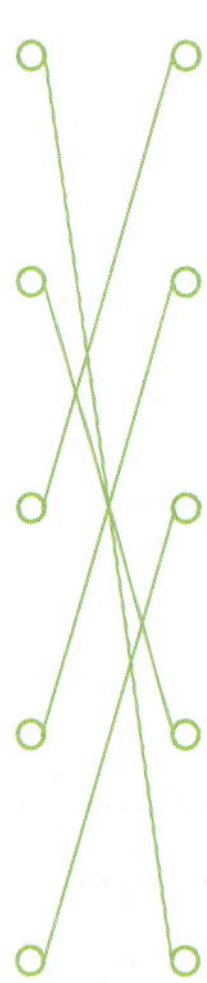

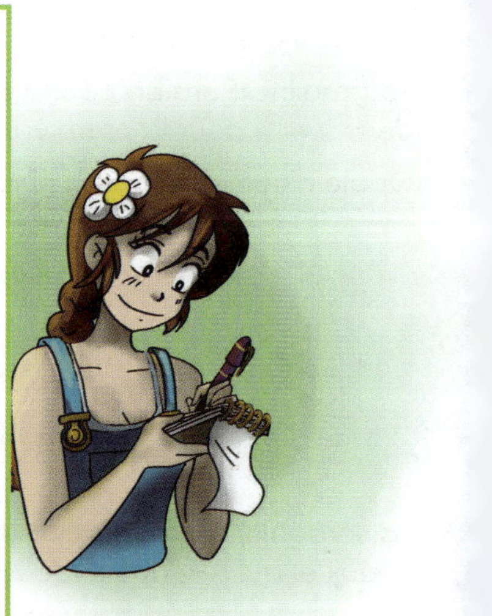

Qui suis-je ?

→ FLEUR DE VIE

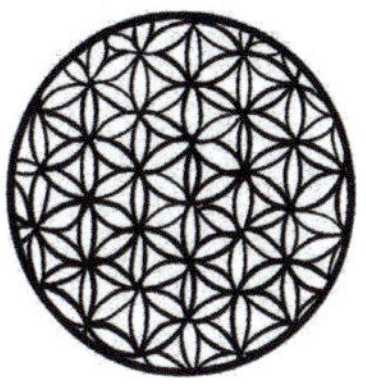

La fleur de vie est depuis quelques décennies une star dans les milieux énergétiques, présente sur de très nombreux objets. Elle est un symbole très ancien, retrouvé sur un temple en Égypte ou encore dans un palais assyrien du premier millénaire avant notre ère.

→ SOLIDES DE PLATON

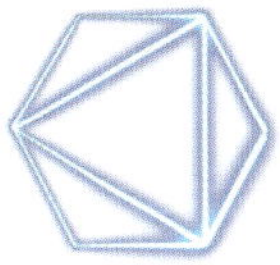

Les solides de Platon représentent cinq formes (tétraèdre, cube, octaèdre, dodécaèdre, icosaèdre) qui ont longtemps été étudiées par de nombreux mathématiciens. Selon la théorie de Platon, ils représentent les quatre éléments de notre planète, le feu, l'air, la terre, l'eau ainsi que l'univers.

Pour les experts

→ CUBE DE MÉTATRON

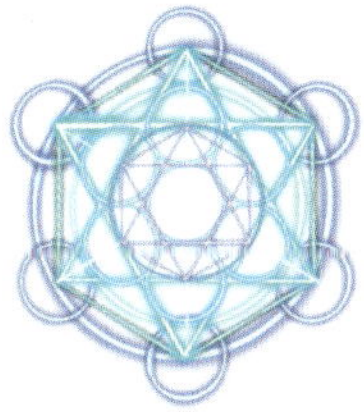

Le cube de Métatron contient les cinq solides de Platon, le cercle et la Merkaba (deux pyramides imbriquées ensemble). C'est un condensé de nombreuses formes géométriques sacrées.

Son nom vient de l'archange Métatron de la tradition judaïque, symbole de la connaissance et de la sagesse divine. Ce symbole complexe est utilisé entre autres pour protéger les lieux et les personnes. Mais comme chaque symbole a plus d'une signification et utilisation, le cube de Métatron est excellent pour canaliser les personnes ultra sensibles, accompagner un enseignement,ou encore augmenter son taux énergétique.

→ VESICA PISCIS

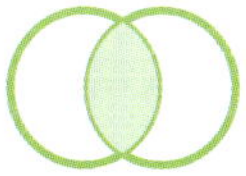

Vesica piscis, « la vessie de poisson » en latin, représente deux cercles imbriqués ensemble. Le poisson est bien évidemment l'un des symboles des premiers chrétiens.

Vesica piscis est surnommée parfois mandorle, du latin *mandorla* (amande), à cause de sa forme. On la rapproche également du yoni, le sexe féminin, et sa symbolique évoque la création.

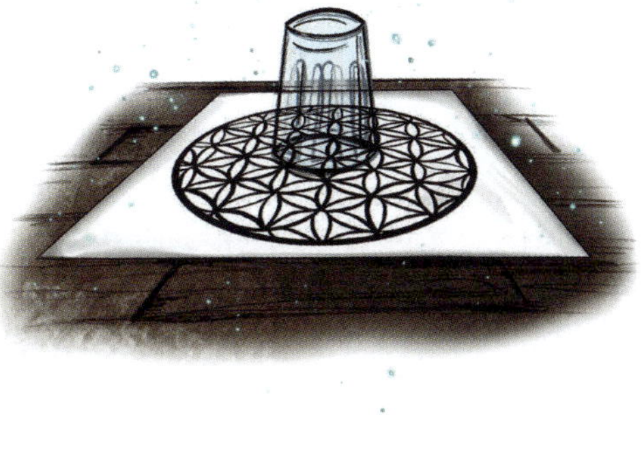

4 - Carte d'identité des mandalas

La cohérence avant toute chose

Succès dans son projet	Labradorite, œil de tigre, obsidienne	Triangle pointe en l'air et octogramme
Retrouver sa confiance en soi	Améthyste, sélénite, cristal de roche, sélénite	Dodécagramme (cosmos, univers), triangle pointe en l'air
Se protéger	Obsidienne dorée, pyrite, citrine	Fleur de vie (équilibre)
Pour se motiver pour un projet	Kunzite, péridot, rhodochrosite	Octogramme (réussite)
Travailler sa connexion à sa spiritualité	Labradorite, cornaline	Ennéagramme (talents et compétences), cercle
Harmonie dans ses relations	Rubis/ jaspe rouge, vanadinite, citrine	Graine de vie (croissance)
Pour retrouver son inspiration et sa créativité	Grenat almandin, calcite orange, calcite jaune	Cercle ou cube de Métatron (protection)

- **Succès dans son projet - Rubis/jaspe rouge, vanadinite, citrine - Octogramme**

Les pierres rouges (rubis ou jaspe rouge) vous connectent à votre vitalité et à votre force de vie. Parfaites pour que votre projet soit soutenu par votre propre énergie. La vanadinite donne une ligne conductrice forte à votre projet et la citrine lui permet **d'éclore** au grand jour.

La forme de l'octogramme est associée à la prospérité et à la réussite

- **Retrouver sa confiance en soi - Obsidienne dorée, pyrite, citrine - Ennéagramme / cercle**

L'obsidienne dorée est idéale pour faire ressortir le potentiel caché au fond de vous, pour ensuite le mettre en valeur et l'extérioriser avec la pyrite et la citrine.

L'ennéagramme est idéal pour la réalisation de projets et la mise en lumière d'aptitudes. Combiné au cercle, il pourra renforcer votre concentration pour mieux asseoir votre confiance.

Corrections

• **Se protéger - Labradorite, œil de tigre, obsidienne - Cercle ou cube de Métatron**

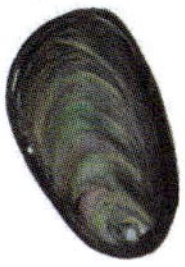

Les pierres de protection les plus connues, les plus utilisées et qui ont fait leurs preuves sont la labradorite, l'œil de tigre et l'obsidienne. Le cercle leur correspond parfaitement (notamment pour ses vertus de protection en magie), mais également le cube de Métatron, associé lui aussi à la protection.

• **Pour se motiver pour un projet - Grenat almandin, calcite orange, calcite jaune - Triangle pointe en l'air et octogramme**

La motivation pour un projet peut s'activer par votre vitalité. Le grenat est un bon choix, il réveillera votre motivation tout en cadrant votre énergie vers un projet bien précis. La calcite orange active votre créativité et votre envie de donner vie à ce projet. Et la calcite jaune l'aide à prendre forme.

Le triangle pointe en haut est synonyme d'énergie de feu, parfait pour retrouver votre motivation pour un projet. L'octogramme quant à lui nourrit votre détermination.

• **Travailler sa connexion à sa spiritualité - Améthyste, cristal de roche, sélénite - Dodécagramme / triangle pointe en l'air**

Dans un monde matérialiste, il est parfois bon de se reconnecter à sa spiritualité. Pour cela, l'améthyste est parfaite, car elle ouvre votre imagination et favorise votre connection au divin. La sélénite vous permet de vous ouvrir à ce qui vous correspond et le cristal de roche améliore votre sensibilité aux énergies et messages environnants.

Le dodécagramme est une forme reliée à la perfection et renforce la connection au divin. Il peut être compléter par un triangle qui fera le lien entre la terre et le ciel.

• **Harmonie dans ses relations – Kunzite, péridot, rhodocrosite - Fleur de vie**

Ce n'est pas toujours évident de trouver le juste équilibre dans vos relations amoureuses ou amicales. Pour cela, la kunzite vous invite à chercher au fond de vous ce qui vous correspond le mieux. Le péridot illumine d'une joie simple chaque rencontre, et la rhodochrosite permet d'investir vos liens de cœur avec naturel.

La fleur de vie est une forme qui apporte harmonie et équilibre.

• **Pour retrouver son inspiration et sa créativité - Labradorite, cornaline - Graine de vie**

Nourrir son inspiration et sa créativité demande parfois un petit coup de pouce. Pour cela, la labradorite est inspirante, nourrit votre intuition et vous ouvre à de nombreuses possibilités d'exploration en lien avec ce qui vous entoure. La cornaline quant à elle permet de donner forme à votre inspiration.

La graine de vie est toute indiquée pour tout commencement et toute naissance d'un projet.

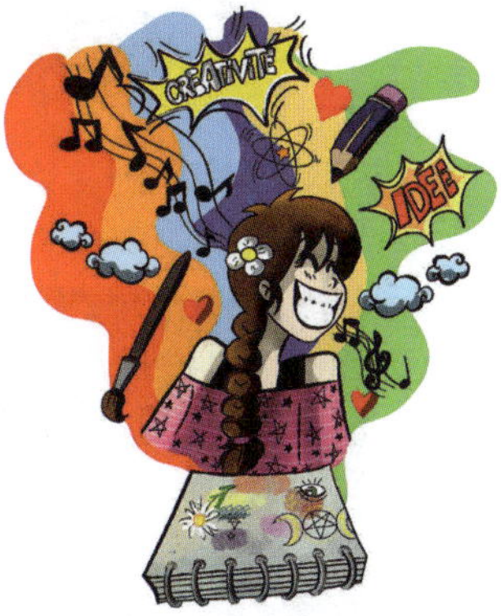

5 - 50 nuances de vert

Mes pierres vertes au quotidien

Je porte un pendentif en chrysoprase pour :

O M'aider à avoir l'esprit plus clair.

⊗ M'apporter du réconfort et un vent de renouveau dans ma vie.

O M'ancrer et retrouver mes repères.

O Me donner l'énergie d'affronter une grosse journée de travail.

Placer une calcite verte sur le bureau de mon enfant, cela :

O Lui apporte un peu de discipline lorsqu'il fait ses devoirs.

O L'aide à trouver sa place à l'école.

⊗ Lui offre une aide pour être plus à l'écoute de ses affinités.

⊗ Le calme en cas d'hyperémotivité.

Mon bracelet en phrénite m'aide à :

⊗ Être plus à l'écoute de mes proches et améliorer mes relations.

O Me protéger des énergies négatives environnantes.

⊗ Prendre du recul sur mes émotions.

O Nourrir ma spiritualité.

Je me suis procuré un bâton en malachite pour :

⊗ Calmer mes douleurs articulaires lorsque je me masse avec.

O Cicatriser et améliorer l'aspect de ma peau.

O M'aider en cas d'anémie.

O Calmer mes migraines.

Si la malachite est l'une des rares pierres qui agit sur le physique, consultez toujours votre médecin et n'interrompez jamais un traitement médical.

Rébus

P 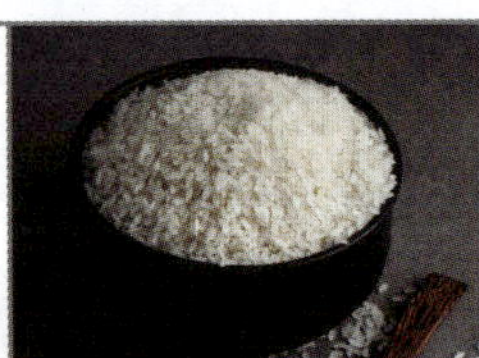 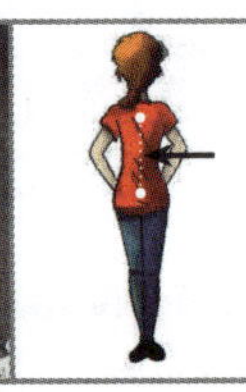

PÉRIDOT : P-Riz-Dos

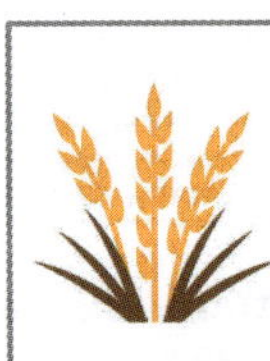 

T

ÉPIDOTE : Épis-Do (dodo/2)-T

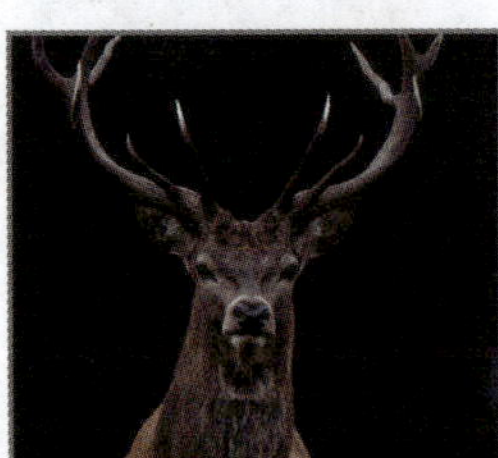 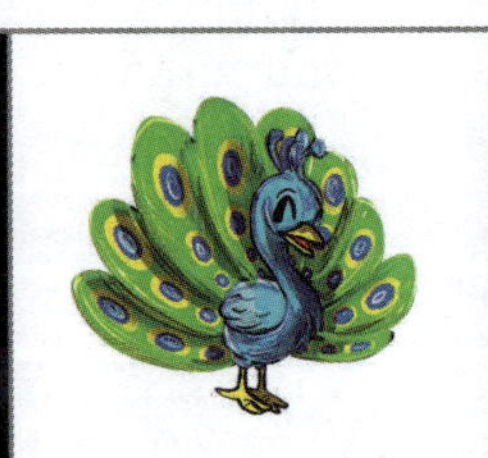 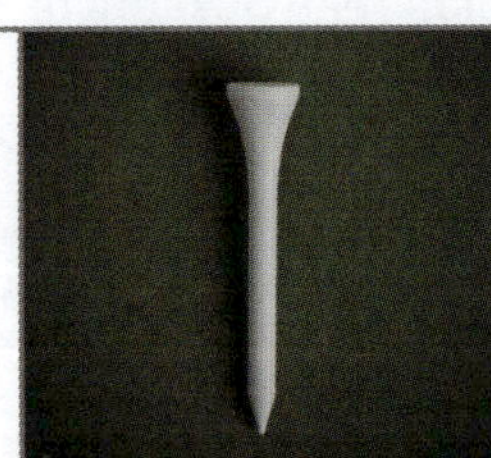 N

SERPENTINE : Cerf-Paon-Tee (golf)-N

6 - Programme de nuit : mieux dormir avec les pierres

Et si Yoda était conseiller du sommeil ?

Boisson énergisante après 16 h, tu oublieras. Les boissons comme le thé, le café, les sodas à base de coca sont des perturbateurs du sommeil. Essayez de limiter leur consommation, surtout après 16h.	**~~Une température dans la chambre au-dessus de 19 °C, tu garderas.~~** Le corps a besoin de perdre un degré pour bien s'endormir. En surchauffant votre chambre, vous aurez des difficultés à trouver le sommeil. Évitez de dépasser les 18 °C pour une chambre.
Sport moins de 2 h avant le coucher, tu banniras. Le sport est bon pour la santé et participe à trouver son propre rythme de sommei. Cependant, pratiquer une activité physique moins de deux heures avant le coucher est une mauvaise idée, car cela retarde l'endormissement.	**Écran dans la chambre, par la fenêtre tu jetteras.** Les écrans produisent une lumière bleue qui favorisent les périodes d'éveils. Oubliez tablettes, smartphones et télé… Besoin d'une occupation pour vous détendre ? Les livres sont vos amis pour le sommeil !
~~Petite soirée alcoolisée entre amis, te détendra.~~ Oui et non, car si une soirée avec des amis est agréable pour décompresser de votre journée de travail, l'abus d'alcool n'est pas recommandé pour bien dormir. Faites attention à votre consommation !	**Ton rythme, tu écouteras.** Nos journées sont composées de périodes d'éveil et de sommeil. Il est essentiel de s'écouter et de décrypter les signes de fatigue pour nous adapter à nos besoins de sommeil et rattraper le fameux petit train.
Dormir pour maigrir, tu sauras. La prise de poids est favorisée lorsque nous dormons moins de 6 h par nuit. Le sommeil est très important dans la régulation du poids. Pas besoin de faire des nuits de 10 h cependant, trouver son rythme naturel devrait suffire pour ne pas favoriser la prise de poids.	**~~Ta raclette du soir à dormir, t'aidera.~~** Des aliments trop lourds empêchent d'avoir un sommeil de qualité. La raclette étant un repas composé de fromage et de charcuterie, la digestion est compliquée pour votre corps. Privilégiez plutôt certains aliments comme les féculents, les légumes secs, les noix qui aident à bien dormir.
Ta tisane du soir, tu boiras. Une boisson chaude aide à s'apaiser (en abaissant la température du corps). Surtout si vous choisissez des plantes avec des propriétés relaxantes (camomille, verveine, tilleul). Attention cependant à ne pas en boire plus d'une tasse, autrement réveil garanti pour la pause pipi. Le petit plus : une tisane peut devenir un rituel du soir qui vous permet de créer des habitudes en famille.	**~~Un jeûne le soir, tu feras.~~** Le jeûne le soir n'est pas recommandé pour bien dormir. En effet, des études ont montré que la sensation de satiété provoquait l'endormissement. Vous avez déjà vu le lion après avoir englouti une gazelle ? Il est somnolant et s'endort au soleil. Votre chat fait la même chose après avoir mangé sa pâtée. Et nous sommes exactement pareils après un repas. Il est préférable de manger le soir un repas léger mais de ne pas aller au lit le ventre vide.

7 - Fleur de vie *vs* arbre de vie

Saurez-vous reconnaître un égrégore ?

Améthyste	Calme les douleurs dentaires
Ambre	Purifie et calme l'aura
Turquoise	Aide à calmer les excès d'alcool
Aqua aura	Protège les voyageurs

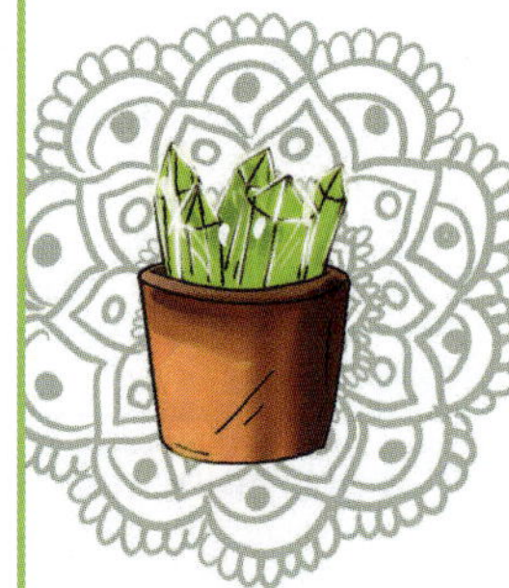

- **Améthyste – aide à calmer les excès d'alcool**

Ses capacités d'absorbtion des excès d'alcool remontent à une croyance antique. Améthyste était le nom d'une nymphe, transformée en quartz par la déesse Artémis pour fuir les avances de Dyonisos. Par dépit, celui-ci fit couler sur le cristal du vin rouge qui teinta la pierre de sa robe violette. Depuis, on considère que l'améthyste aide à apaiser les effets secondaires de l'alcool et calmerait même les cas de dépendance. Cette croyance ne se confirme ni par le système cristallin de la pierre, ni par sa couleur et encore moins par sa composition chimique, c'est une propriété inventée et nourrie par l'homme. C'est donc un égrégore.

- **Ambre - calme les douleurs dentaires.**

Une croyance qui fait encore polémique chez les parents. Cette tradition populaire vient sans doute de l'égrégore selon lequel l'ambre aurait des bienfaits énergétiques sur la poussée des dents des bébés.

- **Turquoise - protège les voyageurs**

La turquoise est l'un des premiers minéraux utilisés par l'être humain, non seulement de par son esthétique, mais également pour ses propriétés énergétiques. On la retrouve notamment dans les tombeaux égyptiens pour favoriser leur passage dans le monde des morts. C'est sans doute de cette croyance que la turquoise a tiré cette réputation de protéger les voyageurs. Si ses propriétés permettent une meilleure ouverture sur le monde, le thème de la protection au cours des voyages est une croyance égrégorique.

- **Aqua aura – purifie et calme l'aura**

L'aqua aura est un nom commercial désignant un cristal de roche ayant reçu un traitement de surface artificiel. De nombreuses vertus lui sont attribuées, notamment la purification de l'aura. L'aqua aura est une invention humaine dont les propriétés sont de l'ordre d'un égrégore causé par l'engouement que suscite cette pierre. Ses émanations énergétiques naturelles existent mais correspondent aux cristaux de roche.

Vieux comme la pierre

Motif décoratif ou ondes de formes, les symboles des fleurs et des arbres de vie sont présents depuis des millénaires partout dans le monde et dans de nombreuses religions.

→ Arbre de vie :

ART BYZANTIN
On retrouve dans l'art byzantin de nombreuses représentations de l'arbre de vie.

CELTE
L'arbre est à l'origine du monde, il est normal de le retrouver dans toutes les branches de la culture celtique.

CHRISTIANISME
Dans cette croyance, les fruits de l'arbre de vie procurent l'immortalité.

ÉGYPTIEN
L'arbre de vie des Égyptiens est un acacia d'où Osiris et Isis sont nés.

BOUDDHA
C'est sous un arbre que Bouddha a atteint l'illumination, le bouddhisme érige l'arbre de vie (appelé l'arbre de la Bodhi) comme un symbole sacré.

→ Fleur de vie :

ÉGYPTIEN
Des fleurs de vie ont été retrouvées dans un temple à Abydos dédié à Osiris. Sculptées dans la roche, ces fleurs ont été créées probablement plusieurs siècles voire millénaires avant notre ère.

ASSYRIEN
Les archéologues ont découvert des motifs de fleurs de vie sculptés dans une dalle de pierre datant du VIe siècle avant Jésus-Christ. Son utilisation et sa présence restent inconnues.

LÉONARD DE VINCI
Curieux de nature, Léonard de Vinci a étudié cette forme géométrique dans son *Codex Atlanticus*.

CHINE
Un lion à l'entrée de la cité interdite de Pékin tient sous sa patte une sphère représentant des fleurs de vie.

INDE
On retrouve régulièrement des fleurs de vie dans l'architecture indienne, notamment dans un temple du XVIIIe siècle du Pendjab.

Corrections

8 - Un pendule qui vous veut du bien : un outil et un compagnon de parcours

Le vrai/faux du pendule

~~C'est le pendule qui vous choisit.~~ Comme la pierre, le pendule n'a pas de volonté propre. C'est vous-même qui le choisirez, de manière plus ou moins consciente.	Un pendule peut s'abîmer en cas d'activités trop intenses. Si certaines pratiques sont intenses énergétiquement, le pendule peut s'abîmer. D'autant plus si c'est une pierre ou du bois.
La relation avec un pendule est intime. Vrai, la relation que vous entretenez avec un pendule peut être très personnelle. C'est pour cette raison que de nombreuses personnes ne prêtent pas leur pendule.	~~Il faut une connaissance approfondie avant d'utiliser un pendule.~~ Pas forcément de connaissance approfondie, mais une pratique assidue est plus que conseillée pour bien utiliser un pendule.
~~Un pendule ne se purifie pas.~~ La purification d'un pendule est recommandée, surtout si vous l'utilisez sur des personnes. Attention cependant, le sel peut être trop violent et couper la relation entre vous et votre pendule. L'encens peut être une bonne alternative.	

Mots cachés

AURA - CHAKRA : le pendule permet de mesurer énergétiquement l'aura et les chakras.

BOULY : l'abbé Bouly (1865 - 1958) est souvent considéré comme l'un des pères de la radiesthésie. Avec l'abbé Bayard, il donne le nom de radiesthésie aux pratiques du pendule et des baguettes.

DIVINATION : la divination est une méthode pour déterminer tout ce qui ne peut être connu. Par exemple, deviner un avenir ou un futur.

ÉNERGIE

I	D	B	R	I	O	F	I	V	B	W	Z	W	F
A	J	C	O	E	I	R	R	K	W	U	N	L	M
M	W	Q	Z	U	S	P	O	S	D	E	D	I	P
B	O	V	I	S	L	D	G	O	D	M	X	T	C
S	S	D	É	V	T	Y	É	U	M	K	A	H	H
C	N	I	N	N	O	V	O	R	T	Z	M	O	A
X	P	V	E	O	U	C	B	C	N	A	Q	T	K
O	E	I	R	P	R	A	I	E	O	U	P	H	R
K	H	N	G	F	N	D	O	L	H	R	I	É	A
V	A	A	I	O	E	R	L	L	Y	A	G	R	B
E	K	T	E	W	S	A	O	E	N	Z	R	A	E
M	Q	I	Z	N	O	N	G	R	P	E	X	P	J
P	E	O	S	X	L	C	I	I	R	U	Y	I	Y
Z	X	N	V	U	R	I	E	E	S	W	J	E	E

GÉOBIOLOGIE : Pratique consistant à mesurer le taux énergétique d'un lieu ou encore à localiser les réseaux telluriques.

LITHOTHÉRAPIE

BOVIS : Alfred Bovis a donné son nom à l'unité de mesure énergétique et au célèbre cadran de Bovis. Autodidacte, Alfred Bovis s'est intéressé en premier lieu à la radiesthésie pour pouvoir déterminer si les œufs en couveuse avaient été fécondés ou non.

SOURCELLERIE : pratique qui consiste à chercher la présence de l'eau grâce à des baguettes ou à un pendule.

TOURNESOL : a-t-on encore besoin de présenter le célèbre professeur qui accompagne les aventures de Tintin ? Il est l'un des rares personnages de fiction à utiliser la radiesthésie.

CADRAN : le cadran de Bovis est un outil qui permet aux personnes pratiquant la radiesthésie de mesurer le taux énergétique (UB) d'une personne, d'une pierre, d'un lieu, d'un objet ou d'un aliment. Ce taux varie de 0 à 18 000 unités Bovis.

9 - Alliance de couleurs, arc-en-ciel minéral

Deux sœurs (presque) jumelles

Zoïsite à rubis	Fuchsite à rubis	Les deux
Vert soutenu avec des zones noires Passion des sentiments Pousse à s'investir dans des projets engagés Enthousiasme, joie et générosité Aller chercher au fond de soi des qualités de dévouement	Rose entouré de vert clair Apprendre à écouter son cœur et ses envies Entreprendre une activité ou un travail qui nous correspond Éclairer ses sentiments d'une lumière nouvelle Ouverture du cœur en toute sincérité	Aide à aller de l'avant en cas de blessures émotionnelles Harmonie et équilibre du cœur

Si ces deux pierres sont très semblables de par leur influence sur le cœur et sur l'équilibre apporté dans la sphère sentimentale, la principale différence qui les sépare relève de l'origine de la pierre verte.

La zoïsite fait partie du système cristallin orthorhombique. Tournée vers le monde extérieur, cette pierre permet d'être plus sensible à son environnement et à son entourage. L'élan du rubis incite à s'investir pour un monde plus humain et plus harmonieux. Grâce à la présence d'inclusions de pierres noires, la zoïsite à rubis permet également d'aller chercher au fond de soi des qualités parfois insoupçonnées.

La fuchsite appartient au système cristallin monoclinique qui apporte une approche beaucoup plus centrée sur ses besoins, très différente de l'énergie de la zoïsite. L'énergie d'une fuchsite à rubis permet de s'investir dans des projets ou des activités qui correspondent à son cœur. L'énergie du rubis permet la mise en place d'une véritable écoute de soi. Les parties blanches présentes dans cette pierre apportent également légèreté et ouverture sur le monde.

R.P.A. (Réunion des Pierres Anonymes)

Tourmaline melon d'eau

Fluorite arc-en-ciel

Stichtite/ Serpentine

Opale noble

Unakite

Jaspe K2

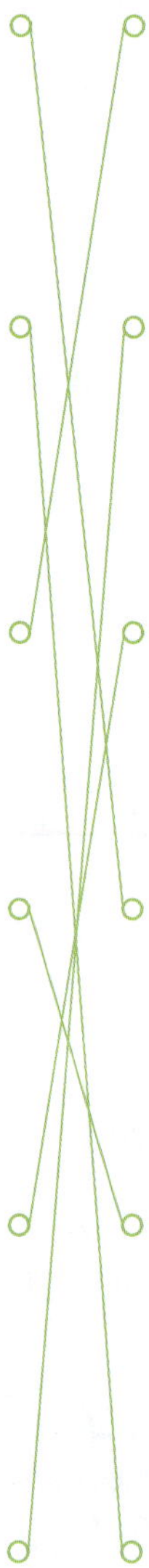

« Nous ne nous mélangeons pas avec n'importe qui ! De vert et violet, notre apparence est unique et nous refusons d'être présents dans n'importe quelle boutique. Grâce à nous, vous aurez la chance de mieux assimiler les remises en question de votre vision de la vie. »

« Montagnard et originaire de l'Himalaya, je fais quelques apparitions par-ci par-là selon mes envies. Mon apparence est peu commune, et l'on ne peut pas me confondre avec un autre minéral. Avec moi, vous pourrez communiquer vos opinions de manière calme et posée. Je vous aiderai à formuler vos pensées afin de les offrir au monde. »

« Timide, je garde une place en seconde position sur les stands de minéraux. Avec ma couleur vert pistache et mes pointes de couleurs rose orangé, je suis une pierre douce qui vous permet de prendre conscience de ce qui vous parle et de ce qui vous fait vibrer. »

« Je suis sans doute la plus belle parmi les plus belles. Ma réputation a fait le tour du monde, et j'ai d'ailleurs des résidences au Brésil, à Madagascar ou encore en Afghanistan. Belle au naturel, on aime présenter des petites parties de moi pour en faire ressortir mes couleurs et mes formes. »

« J'accompagne le cœur des hommes depuis des siècles. Malgré ma grande famille qui vient d'un peu partout dans le monde (Pérou, Madagascar), je privilégie mes villégiatures en Australie ou en Éthiopie. Ma beauté se révèle sous la lumière, où je brille de mille feux. Laissez-moi vous accompagner de mes énergies pour vous ouvrir au monde. »

« Pétillante, je suis l'une des stars des collectionneurs. Même si ces derniers me préfèrent en une seule teinte, je peux dévoiler tout un dégradé de couleurs que je suis la seule à maîtriser. Mais quand il faut travailler, je suis sérieuse et sais cadrer les troupes ! »

• La **tourmaline melon d'eau** est souvent présentée sous forme de tranche pour mettre en valeur le dégradé de couleurs et parfois les formes géométriques qui se dessinent en son cœur. Les gisements de tourmaline sont présents un peu partout dans le monde.

• **La fluorite arc-en-ciel** est l'une des pierres de choix des collectionneurs. Son système cristallin cubique apporte une dynamique de structure à ses énergies.

• Mélange atypique, la **stichtite** et la **serpentine** se mélangent dans cette pierre peu courante. La dynamique de cette pierre rassemble les énergies de la serpentine (mettre en lumière ce qui parle à son cœur) et les énergies de la stichtite (ouvrir son imagination et laisser place à de nouvelles formes de pensée).

• **L'opale noble** est l'une des pierres les plus appréciées, que ce soit dans le monde des collectionneurs, dans la joaillerie ou en lithothérapie. Commune, l'opale présente un panel de couleurs allant du jaune au bleu. Sous sa version noble, que l'on retrouve principalement en Australie ou en Éthiopie, on admire ses reflets appelés « feux ».

• L'**unakite** est une pierre peu valorisée dans le monde des minéraux. Du système monoclinique (sans doute contenant de l'épidote), l'unakite permet d'être à l'écoute de soi et apporte une certaine douceur dans la sphère émotionnelle.

• Le **jaspe K2** tire son nom d'une montagne de l'Himalaya, appelée K2, où elle fut découverte au XVIe siècle. Des points d'un bleu franc, type bleu Klein, sont présents sur un fond blanc tacheté de noir. Le bleu correspond à l'azurite et permet de travailler sur la sphère du mental afin de prendre conscience de son système de pensée. La couleur blanche apporte de la légèreté et de l'ouverture aux énergies de cette pierre.

10 - Le passé est derrière vous : cicatriser ses blessures émotionnelles

Conjuguer sentiment au passé, présent et futur

1. Je suis avec mon amoureux et je souhaite profiter de chaque seconde.

QUARTZ ROSE : le quartz rose permet de profiter du moment présent grâce à son système cristallin qui fait ressortir le naturel. Le quartz rose s'utilise quand votre sphère émotionnelle est équilibrée.

2. De vieilles blessures de rejet me poursuivent et m'empêchent de m'épanouir pleinement. Je souhaite un soutien pour aller de l'avant.

RHODONITE : la rhodonite est LA pierre pour vous aider à cicatriser et vous permettre de vous reconstruire après avoir été blessé.

3. J'aimerais préserver mes principes et mes valeurs au sein de mon travail.

VÉSUVIANITE : la vésuvianite verte permet de protéger ses idées, sa façon de voir le monde et tout ce qui a du sens à ses yeux.

4. J'ai toujours suivi l'avis des autres concernant ma vie affective, je souhaite enfin me

connecter à mon cœur et écouter sa voix. Je suis unique et personne ne peut me dicter ce que je dois aimer ou non.

KUNZITE : la kunzite permet d'être à l'écoute de ce qui fait battre votre cœur et ce qui vous attire réellement. L'écoute de soi et de ses passions est au cœur du programme avec cette pierre.

5. Après avoir connu une grosse déception amoureuse, je souhaite à nouveau rencontrer des personnes et m'ouvrir au monde.

MOLDAVITE : du groupe amorphe, la moldavite est une véritable pépite pour s'ouvrir et s'épanouir au monde. Sa couleur vous invite à retrouver l'étincelle et la flamme qui font vibrer votre cœur. Parfaite après une longue traversée du désert affectif.

6. Après plusieurs désillusions, j'aimerais retrouver la confiance et l'espoir dans les personnes qui m'entourent.

PÉRIDOT : grâce à son système cristallin et sa belle couleur vert pomme, le péridot redonne l'espoir après de multiples déceptions. C'est une pierre joyeuse qui aide à être de nouveau à l'écoute de son entourage.

S.O.S. cœur brisé

Y	P	Q	R	W	S	E	M	W	Q	B	E	C	C
H	D	R	A	L	J	M	A	M	P	O	Q	C	H
P	L	A	B	R	A	D	O	R	I	T	E	B	R
F	A	P	E	P	S	V	K	Q	S	G	G	L	Y
K	V	I	U	Z	H	V	R	L	W	H	N	E	S
D	D	J	D	E	K	C	L	G	O	U	O	P	O
V	H	X	A	H	G	L	Q	B	L	G	H	I	P
V	E	N	D	D	U	W	P	Z	B	O	N	D	R
O	U	S	E	L	E	N	I	T	E	C	E	O	A
X	H	R	T	U	X	S	D	H	Q	A	V	L	S
X	L	R	B	Q	B	X	H	Q	D	B	L	I	E
B	O	I	S	F	O	S	S	I	L	E	L	T	Q
P	I	E	R	R	E	D	E	L	U	N	E	E	P
Q	U	W	Y	I	I	B	V	J	V	T	L	Y	X

SÉLÉNITE : apprendre à mieux se connaître et apporte de la douceur.

JADE : calme les débordements émotionnels.

BOIS FOSSILE : ancrage et retour à l'essentiel.

CHRYSOPRASE : renouveau et apporte de la légèreté dans sa sphère émotionnelle.

LABRADORITE : protège de ses propres énergies et améliore la circulation énergétique.

LÉPIDOLITE : ouvre les perspectives et aide à prendre du recul sur la situation.

PIERRE DE LUNE : la pierre de lune noire aide à prendre contact avec son essence et ses besoins. La pierre de lune orange permet de s'investir dans des activités qui nous font du bien.

Corrections

11 - Team Lune et les pierres qui lui sont associées

Cycle de la Lune

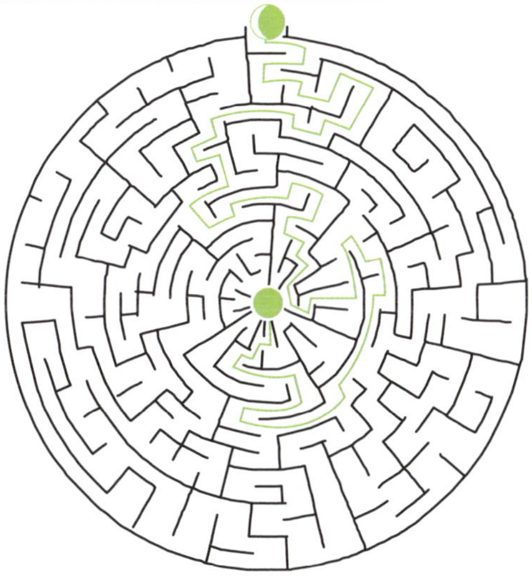

L'équipe de la Lune

~~Citrine~~ De couleur jaune, la citrine n'est pas assimilée à la Lune.
Tanzanite La tanzanite peut aider à développer sa sensibilité aux énergies environnantes.
~~Action~~ L'action n'est pas une symbolique associée à la Lune.

~~Pyrite~~ La pyrite correspond au chakra du plexus solaire et aide à prendre place dans la société, ce qui ne correspond pas aux symboliques de la Lune.	**Sugilite** La sugilite nourrit nos rêves et nos aspirations. Elle peut être associée par analogie à la Lune.	**Rêve** Les rêves sont des retranscriptions de notre être intérieur qui peuvent être nourris par la Lune.
~~Jaspe rouge~~ Cette pierre est représentative d'une action dans le monde, loin de la réceptivité de la Lune.	**~~Force~~** Ne correspond pas aux symboliques de la Lune.	**~~Détermination~~** Ne correspond pas aux symboliques de la Lune.
Lépidolite En nous connectant à nos croyances, la lépidolite est une pierre qui nous invite à nous plonger en nous.	**Imagination** L'imagination peut être développée par la réceptivité qu'apporte la Lune.	**Introspection** L'introspection est l'une des symboliques de la Lune.

12 - Team Soleil et les pierres qui lui sont associées

UVA/UVB *and co*

Œil de tigre L'œil de tigre agit non seulement sur la prise de conscience de vos facultés mais vous permet également de les utiliser quotidiennement. C'est une pierre qui apporte de l'énergie pour mettre en place vos compétences autour de vous.
~~**Améthyste**~~ Ce quartz violet agit principalement sur la sphère de l'imagination et de la connexion à sa spiritualité, deux domaines éloignés des propriétés du Soleil.
~~**Manganocalcite**~~ Cette pierre d'un rose laiteux nourrit la sphère des sentiments et des émotions, mais ne participe pas à la prise de position dans son environnement.
Calcite miel Cette calcite nourrit en douceur votre aura pour installer votre confiance en vous petit à petit.

Chaleur	~~**Transcendance**~~	~~**Sagesse**~~	**Joie de vivre**

Les cycles de la nature donnent le ton

Instinct	Symbolique d'introspection	Symbolique de rayonnement
Cicatriser une blessure émotionnelle et apporter de la joie dans sa vie	Amazonite	Pierre de soleil
Confiance en soi	Pierre de lune noire	Pépite d'or
Nourrir ses intuitions et trouver les mots pour les exprimer	Labradorite blanche	Calcédoine
Garder l'esprit et les pensées claires pour mieux communiquer	Sodalite	Topaze bleue
S'épanouir et jouir de la vie	Pierre de lune orange	Grenat rouge

13 - Animaux en pierre et autre licorne

Team dragon ou team licorne

→ Une majorité de ☆

Votre tempérament se rapproche du **dragon**.
C'est avec une énergie de feu que vous agissez. Vous n'aimez pas quand les choses stagnent et n'évoluent pas. Pour vous, il faut aller de l'avant quitte à se séparer de choses qui n'ont plus lieu d'être dans votre vie. Spontanéité, force de vie et puissance sont vos alliées au quotidien.

→ Une majorité de ☽

Vous avez de nombreux points communs avec la **licorne**.
À la recherche de l'équilibre parfait dans votre vie, vous aimez la pureté et la beauté des choses. Vous êtes sensible à votre environnement et vous essayez de créer une atmosphère de paix. Douceur, intuition et sensibilité sont vos forces.

14 - Dernière séance de sport : tonifiez votre confiance en vous

Sortir de sa zone de confort

La zone de confort représente tout ce qui vous est familier, qui ne vous demande pas d'effort à fournir. C'est une routine dans laquelle votre cerveau se sent en sécurité. Rester dans sa zone de confort vous empêche d'évoluer et de progresser dans votre vie. Il est parfois difficile d'en sortir, car cela implique de dépasser ses peurs et certains blocages, mais sans cela vous stagnerez sans possibilité d'évolution ou de développement de nouvelles compétences.
Pas besoin cependant de faire quelque chose de fou du jour au lendemain. Pensez plutôt à élargir en douceur l'ampleur de votre zone de confort en introduisant des petites actions au jour le jour.

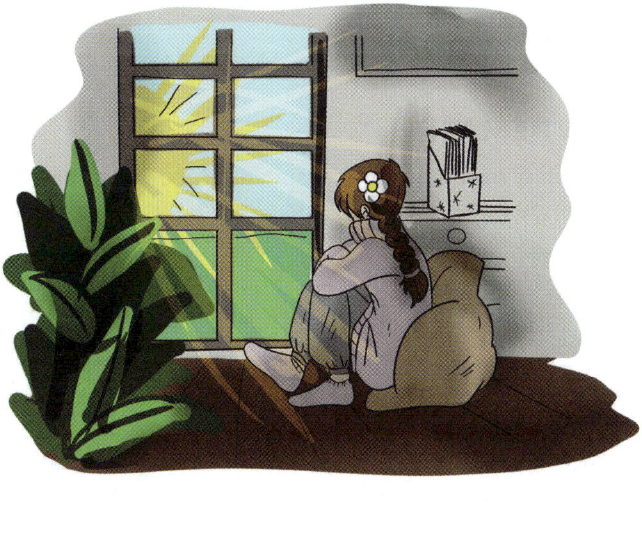

Votre zone de confort n'est pas un mur de briques qu'il faut abattre (de peur de vous retrouver dans des situations ingérables), mais plutôt un élastique qui va se détendre tranquillement et petit à petit.

15 - Petite histoire entre pierre et astrologie

Pierres et planètes

Planète et énergie	Pièces apparentées par analogie
Mars : l'énergie de vie des pierres rouges et orange peuvent nourrir les attributs de la planète Mars.	Citrine, héliodore, fuchsite, péridot
Mercure : les pierres bleues claires et foncées agissent sur la sphère de la communication et celle du mental, parfait pour Mercure.	Fluorite, magnétite, rutile, vésuvianite
Vénus : avec les pierres roses et vertes, nous sommes dans la sphère du cœur, domaine de Vénus.	Jaspe rouge, hématite, œil de taureau, grenat almandin, cornaline
Jupiter : le personnage social de Jupiter est nourri par les pierres vertes et jaunes.	Quartz rose, phrénite, rhodochrosite, jade néphrite, opale rose
Saturne : certains systèmes cristallins, cubiques et quadratiques par exemple, cadrent et structurent les énergies des pierres pour apporter une dynamique sérieuse au travail avec les minéraux, un des attributs de Saturne.	Aigue-marine, calcédoine bleue, sodalite, lapis-lazuli

Pierres et éléments

- Feu - **HÉMATITE**

L'hématite, oxyde de fer, est souvent recommandée pour les cas d'anémie. Cette pierre permet au corps de mieux assimiler le fer comme oligo-élément. L'hématite renforce le corps physique et apporte une belle énergie que les signes de feu pourront utiliser pour l'investir dans leurs projets.

- Terre - **OBSIDIENNE LARME D'APACHE**

La légende raconte que l'obsidienne larme d'apache serait née des larmes de femmes Apaches suite au massacre de leurs guerriers. Cette pierre présente une très jolie transparence de couleur brune à la lumière. Elle permet de se connecter aux énergies terrestres pour apprendre à reconnaître ses repères. Parfaite pour les signes de terre qui ont besoin de s'appuyer sur des structures pour avancer dans leur vie.

- Air - **CÉLESTITE**

La célestite tire son nom de « céleste » qui désigne le ciel. Avec une dureté de 3 sur une échelle de 10, la célestite est particulièrement fragile. Ses propriétés lui permettent de travailler sur la sphère de la communication et apporte de la douceur dans le choix de ses mots. Les signes d'air pourront se nourrir de ses énergies pour mieux s'ouvrir au monde et faciliter les échanges.

- Eau – **OPALE NOBLE**

L'opale noble contient de l'eau et fait partie du groupe amorphe. Elle permet de s'ouvrir aux énergies environnantes pour améliorer sa sensibilité. Elle pourrait être associée aux signes de l'eau, qui se construisent grâce aux énergies qui les entourent.

16 - La protection et les pierres, une relation qui dure

Une protection pour chaque situation

Je suis hypersensible aux ondes électromagnétiques de mon environnement.	Labradorite
J'ai un collègue jaloux de ma réussite.	Tourmaline noire
Je veux protéger mon lieu de toute énergie.	Obsidienne œil céleste
Un ami utilise notre amitié pour me dénigrer au quotidien.	Labradorite
Je suis esthéticienne et je voudrais me préserver de certaines énergies de mes clients.	Œil de tigre
Mon ex-femme déteste ma nouvelle relation et essaie de nuire à mon couple.	Tourmaline noire
Je travaille dans un milieu très concurrentiel, les salons professionnels m'épuisent et me mettent mal à l'aise.	Obsidienne œil céleste
Mon mari connaît un épisode de dépression.	Œil de tigre

- **Tourmaline noire :**

À porter sur soi, la tourmaline noire permet de vous protéger des ondes électromagnétiques environnantes. Vous pouvez également mettre un bloc dans votre environnement pour absorber les ondes. La tourmaline noire permet de garder un environnement énergétiquement sain en absorbant les ondes négatives.

- **Œil de tigre :**

L'œil de tigre est parfaite pour renvoyer les énergies négatives à leurs expéditeurs. Dans un milieu concurrentiel, il ne faut pas hésiter à porter de l'œil de tigre, surtout quand vous ressentez une fatigue inexpliquée.

- **Obsidienne œil céleste :**

Si vous avez des difficultés à couper cette relation nocive, l'obsidienne œil céleste vous donnera un coup de pouce. Pour couper un lien et vous protéger, l'obsidienne œil céleste est la pierre parfaite.

- **Labradorite :**

Le métier d'esthéticienne implique un contact direct avec un grand nombre de personnes, d'où l'importance de se protéger. La labradorite permet de ne pas renvoyer certaines énergies tout en vous protégeant. Pour vous protéger, vous et votre famille/environnement, l'utilisation d'une labradorite est parfaite.

Le vrai/faux

- **Toutes les pierres sont protectrices.** .... **V / F**

F : si toutes les pierres dégagent une énergie, certaines vous ouvriront au monde et augmenteront votre sensibilité à certaines énergies.

- **Pour plus de protection, j'associe toutes les pierres de protection sur moi.** .... **V / F**

F : comme nous l'avons vu, certaines actions de pierre vont se contredire. Ce n'est pas parce que vous portez une tourmaline noire (qui absorbe) et une obsidienne œil céleste (qui renvoie) que vous serez bien protégé. Bien au contraire, les deux actions s'annulent et vous laissent sans protection.

- **L'utilisation de la pierre doit être cohérente à ma demande.** .... **V / F**

V : porter une pierre sur soi ou la déposer dans son environnement est un choix qui dépend de votre demande (se protéger au quotidien ou protéger un environnement).

- **Mon ressenti prévaut toujours sur la parole de quelqu'un.** .... **V / F**

V : malgré tout ce que vous pouvez lire et entendre, c'est votre ressenti qui sera toujours votre meilleur allié et guide. Écoutez-vous et gardez à l'esprit que nous sommes dans les balbutiements d'une pratique, il faut garder son esprit critique !

- **L'obsidienne œil céleste peut être portée par tout le monde.** .... **V / F**

F : très forte, cette pierre est déconseillée aux jeunes enfants, aux personnes en mal-être et aux animaux.

- **Une pierre qui a trop agi peut se dégrader.** .... **V / F**

V : la labradorite peut perdre ses couleurs et ses reflets à la suite d'une utilisation trop intense. Pensez à entretenir vos pierres régulièrement pour les garder avec vous le plus longtemps possible.

Mots croisés

Vertical

1 - Famille du groupe amorphe qui contient de nombreuses pierres de protection.

4 - Son nom est tiré de l'une de ses propriétés physiques, elle attire les autres métaux. Elle renforce l'énergie du corps physique.

Horizontal

2 - Pierre rare, elle contient de l'antimoine, un oligo-élément toxique pour le corps humain. Très fragile, cette pierre est utilisée dans de rares occasions.

3 - Oxyde de fer, cette pierre est très présente dans la croûte terrestre. Elle renforce le corps physique en améliorant la circulation sanguine.

5 - Pierre noire, elle permet d'améliorer son enracinement pour renforcer sa prise de position dans le monde.

6 - Composée de carbone, cette pierre a la même action que la tourmaline noire, légèrement moins efficace cependant que sa cousine. Attention aux spéculations et aux prix élevés autour de cette pierre qui n'ont pas lieu d'être.

7 - Souvent présente sous forme d'aiguilles à l'intérieur d'autres minéraux, sa forme brute renforce notre force intérieure.

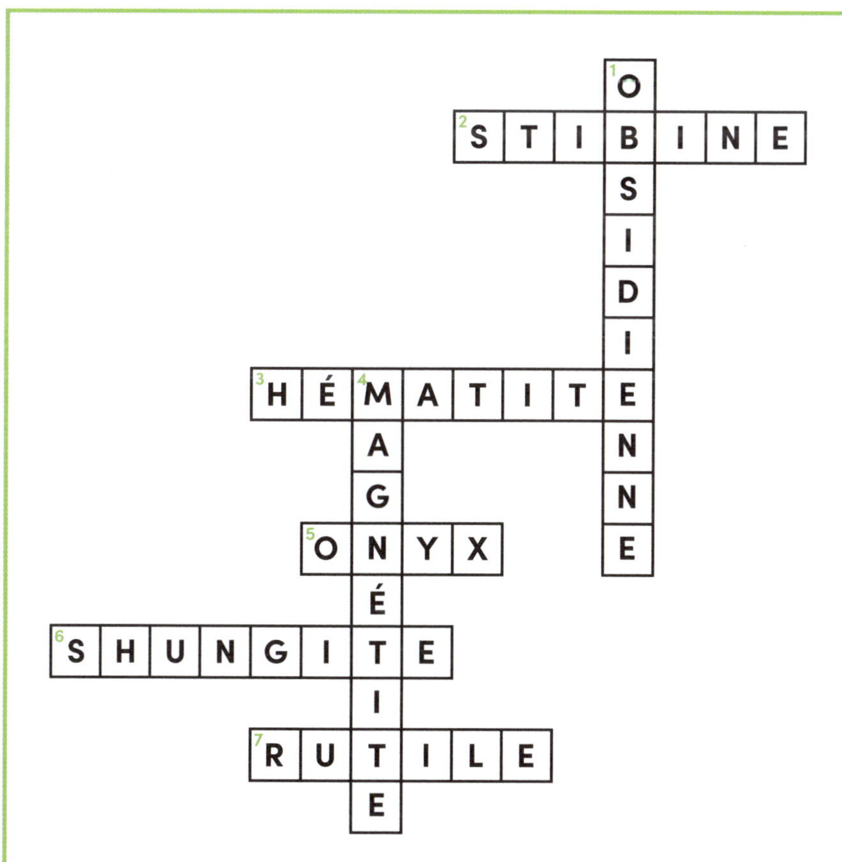

À propos de l'auteure

Passionnée de minéraux depuis de longues années, Amandine Forestier en a fait son métier après trois années de formation au sein de l'école Lithosophia. C'est aujourd'hui dans son cabinet situé au cœur du Jura qu'elle accompagne, avec bienveillance et professionnalisme, ses patients dans la voie du développement personnel par les pierres.

Bibliographie :

BOSCHIERO (Julia), *Les Pierres d'épanouissement, pratique de la lithosophie*, JATB Éditions, Toulouse, 2018, 364 p.

GIENGER (Michael), *Manuel de lithothérapie, l'art de soigner avec les pierres*, Vega, Paris, 2005, 416 p.

GIENGER (Michael), *430 pierres aux vertus thérapeutiques*, Trédaniel, Paris, 2007, 117 p.

KANSA (Phillip) et KIRCHNER (Elke), *Rencontre avec votre animal totem*, Contre-Dires, Paris, 2015, 93 p.

LAZZERINI (Ethan), *Les Mandalas de cristaux*, Améthyste Éditions, Toulouse, 2019, 203 p.

LÜTTICHAU (Chris), *Les Animaux totems*, Contre-Dires, Paris, 2010, 160 p.

MACÉ (Lilou), *L'Œuf de Yoni, le féminin révélé et libéré*, Leduc.s Éditions, Paris, 2018, 173 p.

MOLLARD-DESFOUR (Annie), *Le Vert*, CNRS Éditions, Paris, 2012, 381 p.

PASTOUREAU (Michel), *Bleu – Histoire d'une couleur*, Éditions du Seuil, 2000.

PAZZOGNA (Annie), *Totem, animaux, arbres et pierres, mes frères*, Le mercure Dauphinois, Grenoble, 2015, 142 p.

Crédits iconographiques :

Les **illustrations** de cet ouvrage ont été réalisées par **Stéphanie Gras**, à l'exception des suivantes :

Page de titre : iStock/Marje (fond aquarelle), iStock/Anna_zabella (panneau en bois), iStock/aleksandarvelasevic (végétation), iStock/JDawnInk (feuilles).

Toutes les pages de leçons-chapitres : iStock/Marje (fond aquarelle), iStock/Stefan_Alfonso (mouette), iStock/Gastonbolivario (coquillage), iStock/Ceneri (avion).

Toutes les pages d'exercices : iStock/Marje (fond aquarelle), iStock/aleksandarvelasevic (mouettes), iStock/Gastonbolivario (coquillage), iStock/kbeis (feuilles).

Toutes les pages corrections : iStock/Marje (fond aquarelle), iStock/Gastonbolivario (coquillage).

Toutes les pages annexes : iStock/Marje (fond aquarelle), iStock/S-E-R-G-O (planche de surf, panneau, cordes et feuilles), iStock/Stefan_Alfonso (mouette), iStock/Gastonbolivario (coquillage), iStock/pijama61 (végétation), iStock/Anna Erastova (effets traces) iStock/SirVectorr (coquille spirale).

4e couverture : iStock/S-E-R-G-O (panneau et cordes), iStock/Iana Kotova (motif feuilles).

Pages spécifiques : p. 24 et 76 → iStock/Pinkybird (riz), iStock/jattumongkhon (épi de blé), iStock/natchapohn (dodo), iStock/DamianKuzdak (cerf), iStock/Marilyn Nieves (tee golf).
p. 29 → iStock/homodans (coloriage de cristaux).
p. 49 et 89 → iStock/alano design (phase lunaire).
p. 53 → iStock/Viktoriia Miroshnikova (chien salutation soleil)
p. 65 → iStock/amtitus (quatre éléments).

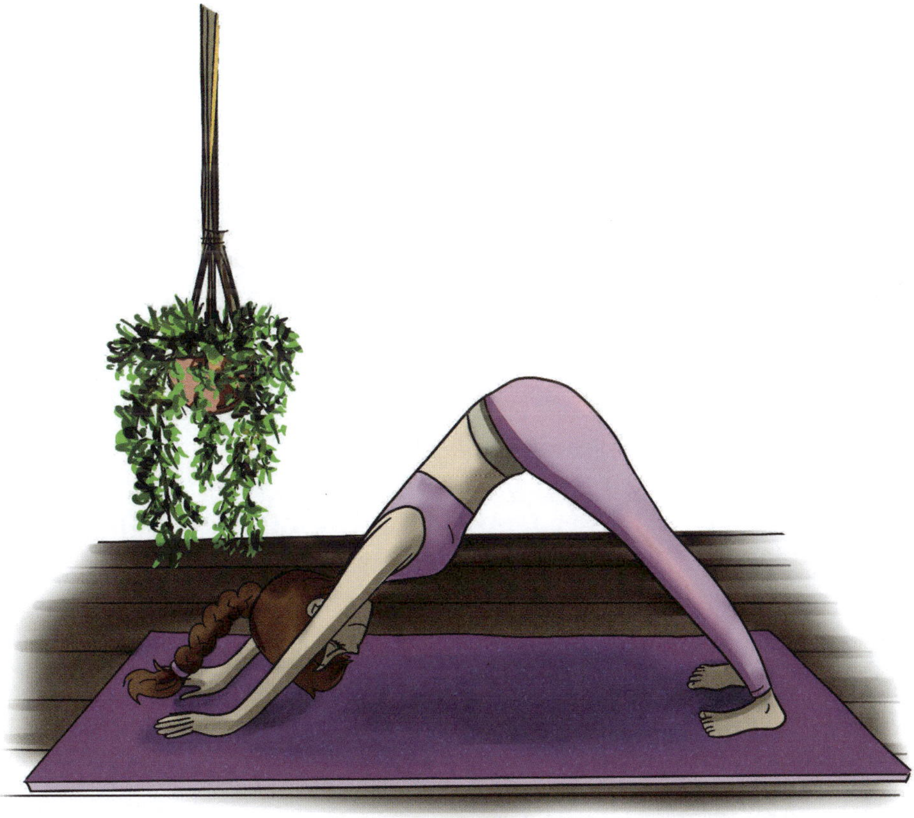

Dans la même collection

Broché 17 x 24 – Illustrations couleurs – 6,95 €

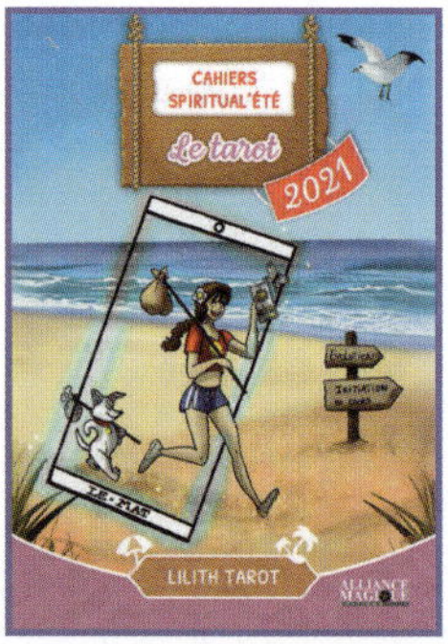

Le tarot de Lilith Tarot

Approfondissez, avec humour et légèreté, certaines notions qui, bien que sortant de l'ordinaire, peuvent radicalement changer votre interprétation du tarot. Amis débutants, pas de panique, quelques révisions vous permettront de prendre le train de la créativité et du développement personnel en marche...

Les runes de Lyra Ceoltóir

Cet ancien alphabet magique et sacré des peuples germano-scandinaves est aussi (et surtout !) une source de pouvoir inestimable et un efficace outil de divination... lorsque l'on sait interpréter et exploiter leurs messages ! Apprenez à déchiffrer les runes à travers des quiz et des jeux.

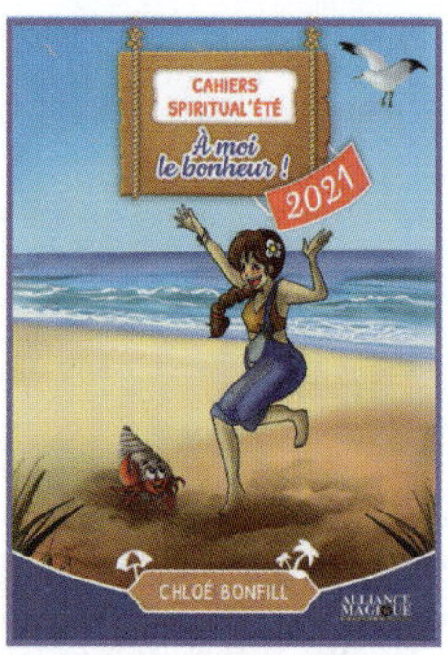

À moi le bonheur de Chloé Bonfill

Ce cahier ne vous propose pas de trouver LE bonheur, mais VOTRE bonheur, celui qui vous ressemble. La pleine conscience, l'amour, les besoins, les célébrations, l'audace : chaque chapitre explore un des nombreux ingrédients du bien-être afin que vous puissiez y goûter dès maintenant.

La numérologie de Denis Schneider

Tout le monde connaît son signe astrologique, mais savez-vous tout de votre chemin de vie ? Venez explorer le côté semi-obscur ou clair-obscur des nombres premiers ! Armé de ce cahier – et d'une calculatrice –, balayez vos a priori et partez à la découverte des mystères que recèle la numérologie.

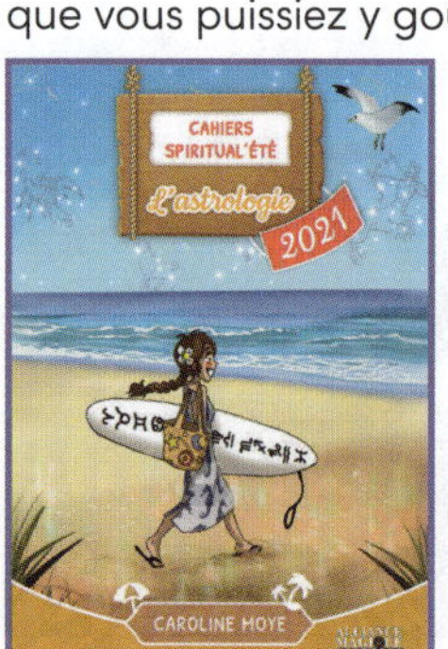

L'astrologie de Caroline Moye

Que nous soyons sceptiques ou sensibles aux astres, l'astrologie intrigue. Ce cahier lève le voile et répond - avec humour ! - aux questions que vous vous posez. Découvrez l'histoire de l'astrologie, la polarité des signes ; élaborez votre thème astral et apprenez à vous connaître grâce aux étoiles !

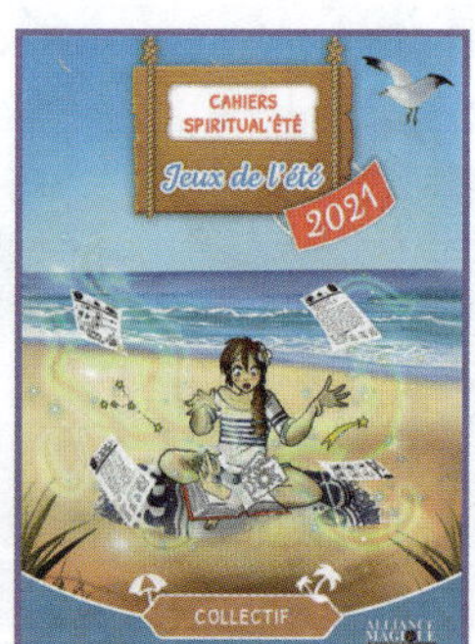

Jeux de l'été (collectif)

Ce cahier unique en son genre, et dont le dessein n'est autre que de vous divertir entre deux pauses farniente, vous invite à tester et approfondir vos connaissances en matière d'astrologie, de numérologie, de magie, de divination, de runes, de médiumnité... Boostez votre savoir... tout en vous amusant !

Dans la même collection

Broché 17 x 24 – Illustrations couleurs – 6,95 €

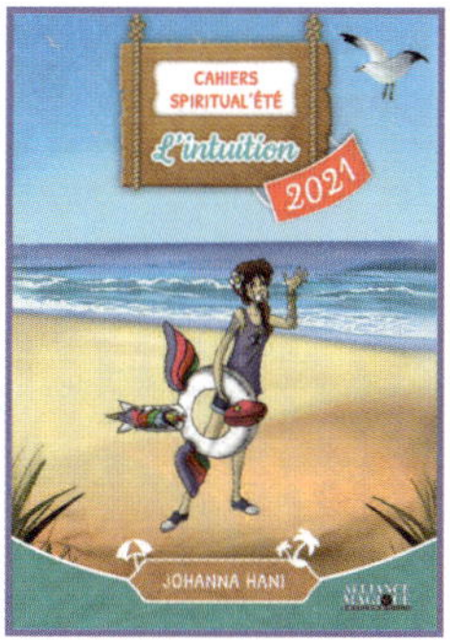

L'intuition de Johanna Hani

Profitez des beaux jours et des ondes positives qui en découlent pour apprendre à repérer les signes et à faire confiance à cette petite voix que vous vous efforcez si souvent de faire taire. Grâce à ce cahier, finissez-en avec les idées reçues sur l'intuition et apprenez à dépasser vos blocages

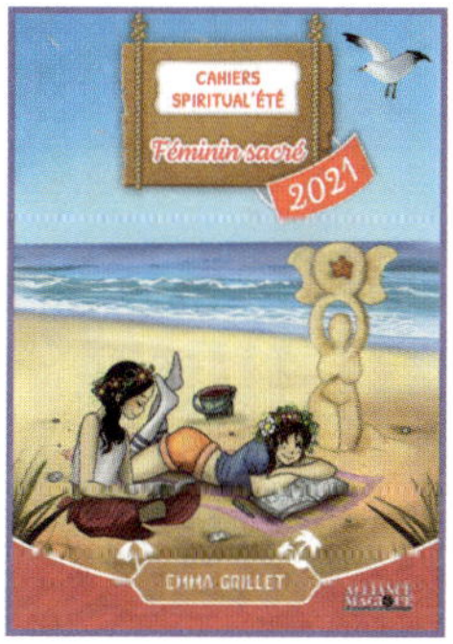

Féminin sacré d'Emma Grillet

À travers des jeux et des exercices ludiques, retrouvez votre puissance de femme, menez des actions concrètes pour accomplir vos envies, accepter vos erreurs, exprimer qui vous êtes, développer votre créativité, écouter votre corps, le chérir, le respecter, et faire des autres femmes des alliées au quotidien.

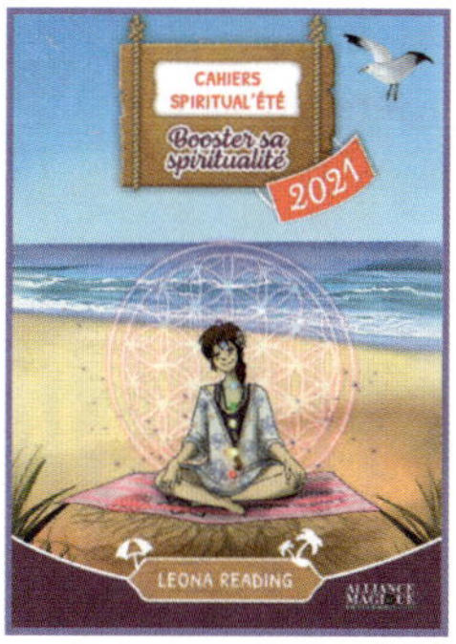

Booster sa spiritualité de Leona Reading

Ce cahier vous accompagne dans un cheminement sincère et authentique afin que vous puissiez vous connecter à vous-même, aux énergies et à l'Univers pour créer une vie qui vous fait vibrer. Une mise en pratique fun, ludique mais surtout utile. Vivez enfin une spiritualité heureuse au quotidien !

Alliance Magique LE MAG

NOUVEAUTÉS

RETROUVEZ TOUS NOS OUVRAGES DANS NOTRE MAGAZINE !

- Nos titres, nos nouveautés
- Des articles de fond
- Des recettes
- Des astuces
- Vos horoscopes
- Des interviews
- Nos événements
- Un index détaillé

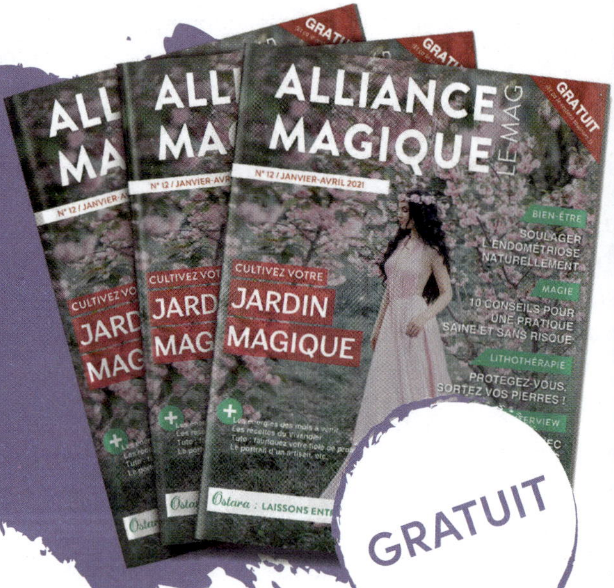

3 MAGAZINES PAR AN

DISPONIBLE EN LIBRAIRIE

DISTRIBUTION : SODIS | DIFFUSION : GEODIF